U0121439

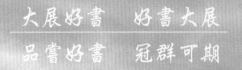

大展好書　好書大展
品嘗好書　冠群可期

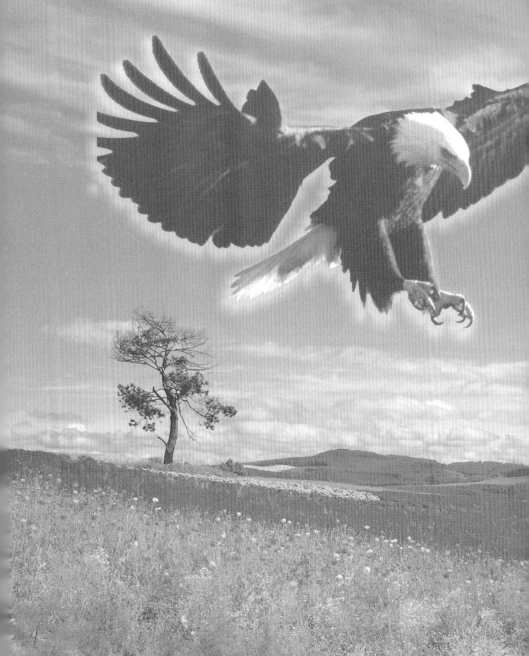

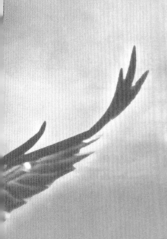

大展好書　好書大展
品嘗好書　冠群可期

孫 序

　　針灸的發明是中國對人類文明的一大貢獻，幾千年來爲我國人民防病治病發揮了重要作用。早在西元 6 世紀針灸就傳到了朝鮮、日本，後來又傳到了東南亞各國，17 世紀傳到了歐洲。當今全世界有 120 多個國家和地區開展了針灸治療，由長期的醫療實踐，已形成了完整的理論體系，積累了極其豐富的臨床經驗，總結出切合臨床實際的操作技能，針灸醫學已成爲一門新興的世界通行醫學。

　　我國現有針灸著作近千種，每年在多種期刊上發表的學術論文 2,000 餘篇。針灸學界更湧出了許多針灸大家，邱茂良先生是我們現代針灸泰斗，一代名醫。他博覽群書、精研經典、勤於臨床、療效卓著、醫德高尚，實爲針灸學界楷模。邱老任教、行醫數十年，著作、論文、醫案、醫話甚豐，爲後人留下了許多寶貴的財富。

　　文碧玲副教授等在學習、繼承邱茂良教授著作和臨床經驗基礎上，撰寫了《針灸治法與處方歌訣》一書。書中採用中醫界喜聞樂見的歌訣形式，對邱老的學術思想和臨床經驗，對針灸治療原則、配穴處方進行了總結和闡發，讀起來朗朗上口、好學好記，臨床運用效果顯著，實爲一本切合臨床實際，有助針灸醫

師配穴處方的好書。

俗話說：山不在高，有仙則名；水不在深，有龍則靈。同理，書不在厚實用則行。該書雖只有二百多頁，但都是在中醫理論指導下，臨床辨證用穴的寶貴經驗，對針灸醫療實踐有重要參考價值。故特推薦之。

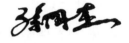

於武漢孔序

孔　序

　　辨證論治是中醫臨床治病的精髓，辨證是分析、辨別、認識疾病的證候，論治是在辨證的基礎上，確立相應的治療法則，治則是建立在整體觀念和辨證論治基礎上制訂出的治療原則，治法是從屬於一定的治療原則，包括治療大法和具體治法。針灸和藥物治療手段雖異，而醫理則一。但自古以來關於針灸的治則、治法和處方雖散見於各針灸著作中，卻缺乏立法處方之專著。

　　業師邱茂良教授每議及此，深感針治法則，湮沒不彰，實有闡發、整理、編著一部針灸治法與處方專著的必要，在共同的願望下，邱師以80高齡，不辭勞瘁，窮搜博覽，探微闡奧，撰寫總論，各論則由我執筆完成，力求理、法、方、穴之完整，書成，名之爲《針灸治法與處方》，以補前人之不足。

　　學習針灸的主要困難，是難於記住經絡、腧穴、手法等眾多內容，歷代針灸醫家爲便於學者誦讀和記憶，曾編著各類針灸歌賦不下數十種，由於易讀易記，迄今仍爲學習針灸者所歡迎。

　　文碧玲、鄂建設兩位副主任醫師，是針灸事業上的有心人，他們在繁忙的教學、臨床工作之餘，不避寒暑，殫精竭慮，把《針灸治法與處方》一書改編成

歌訣，使其更易誦讀和記憶，該書出後，將嘉惠後學不淺。

　　今邱師已西歸道山，倘九泉有知，亦會欣然首肯，故樂於志此始末以弁其首。

孔貽逷

於安徽醫科大學

前　言

　　針灸，這一中華民族的文化瑰寶，是我國傳統中醫藥體系的重要組成部分。針灸的起源和發展是華夏民族世代代與疾病作鬥爭的智慧結晶，隨著生產力的發展和科學技術的進步，這一獨特的治療方法漸成完整體系。對於古代簡略深奧的針灸醫籍醫理，歷代醫家不斷地歸納總結，編著了各類針灸歌賦，以便於針灸工作者和學習者的誦記。

　　兩年前，筆者在阿爾及利亞工作之餘，潛心拜讀了邱茂良老先生與孔昭遐教授等合著的《針灸治法與處方》一書，感觸頗多，受益匪淺，愛不釋手。細細體味此書，發現其獨到之處：是將針灸治法和處方系統地融入到中醫治療原則和病證之中，以證爲綱，治法處方爲目，力求理、法、方、穴的完整性，辨證準確，治則精要，治法靈巧，處方完備，手法嚴謹，臨床非常實用。

　　經反覆靜思，心中萌生將其精要部分改編成民間喜聞樂見、通俗易懂的歌訣形式，以便於從事針灸專業的臨床工作者能更好地學習這位針灸泰斗幾十年來積累的豐富經驗，傳承和掌握大師的針灸臨證施治的方法。晚輩才疏學淺，歷時兩年著手撰編歌訣，寒來暑往，數易其稿，以盡其所能地使之合轍押韻、朗朗

上口、易於記憶。

　　《針灸治法與處方歌訣》的編撰宗旨是，切合臨床實際，便於攜帶使用，附錄收集了部分臨床常用的頭、耳、手、足等刺激區及主治作用簡表，且有圖解，以及子午流注納甲法開穴表，希望能對廣大的針灸工作者和學習者有所裨益。

　　值得欣慰的是，在本書編寫過程中，中國針灸學會會長李維衡教授在百忙中抽出寶貴時間爲本書題詞，整個編寫過程得到了孫國傑和孔昭遐兩位知名教授的支持，湖北科學技術出版社同仁對本書的出版給予了大力幫助，從而使本書如期問世，在此一併表示衷心感謝！同時，我們眞誠地期盼它面世後能得到廣大同道的斧正。

編者
於北京

目　錄

針灸治法與處方歌訣

13

目

錄

針灸治法與處方歌訣

針灸治法與處方歌訣

第一章　針灸治則

第一節　針灸治療原則

一、治病求本

針灸治則有理論，治療疾病求其本，
尋找病因明機理，治病求本先辨證。

二、調整陰陽

用針之要調陰陽，精氣形神內外彰，
陰平陽秘精神至，定其氣血守其鄉。

三、扶正袪邪

疾病虛實常轉歸，扶正袪邪相互為，
邪氣盛則精氣奪，正氣勝則病邪退。

四、標本緩急

急則治標很重要，緩則治本要記牢，
標本同治適危重，辨別主次顯療效。

五、三因制宜

性別不同體質異，氣候環境辨清晰，

人與天地四時應，因時因地因人宜。

六、辨證論治

辨證論治有總綱，八綱統領陰和陽，
表裏寒熱和虛實，治療配穴明方向。

第二節　針灸處方的組成

一、針灸處方的組成依據

處方主穴加輔助，先針後針辨清楚，
究其病因明機理，病情緩急有次主。

二、針灸處方的選穴法

上病下取下病上，以痛為腧中病旁，
遠道局鄰靈活取，病隨經在循經彰①。

三、針灸處方的配穴法

遠近前後上下配，左右同源表裏配，
俞募臟腑胸腹配，原絡子母特定配②。

---

❶上病下取，下病上取，中病旁取，以痛為腧，遠道取穴，局鄰取穴，循經取穴。

❷遠近配穴，前後配穴，上下配穴，左右配穴，表裏配穴，俞募配穴，臟腑配穴，原絡配穴，子母配穴。

四、特定穴的臨床應用

(一)五輸穴

五輸穴是指十二經穴分佈在肘膝以下「井、滎、輸、原、經、合」五類腧穴的簡稱。這類腧穴，每經 5 穴，十二經共有 60 穴。

《靈樞·九針十二原》說：「所出為井，所溜為滎，所注為輸，所行為經，所入為合」。因此，五輸穴是十二經脈氣出入之所，具有主治五臟六腑經脈病變的作用。

1. 五輸穴歌

少商魚際與太淵，經曲尺澤肺相連。
商陽二三間合谷，陽谿曲池大腸牽。
厲兌內庭陷谷舉，衝陽解谿三里連。
隱白大都足太陰，太白商丘併陰陵。
少衝少府屬於心，神門靈道少海尋。
少澤前谷後谿腕，陽谷小海小腸經。
至陰通谷束京骨，崑崙委中膀胱焉。
湧泉然谷與太谿，復溜陰谷腎經傳。
中衝勞宮心包絡，大陵間使曲澤聯。
關衝液門中渚焦，陽池支溝天井言。
竅陰俠谿臨泣膽，丘墟陽輔陽陵泉。
大敦行間太衝看，中封曲泉屬於肝。

2. 十二井穴＊歌

手太陰肺井少商，商陽陽明井大腸；
足陽明胃井厲兌，太陰脾經隱白忙；

手少陰心井少衝，少澤手太陽小腸；
太陽膀胱足至陰，少陰腎經湧泉藏；
厥陰心包手中衝，少陽三焦關衝良；
少陽膽經足竅陰，大敦厥陰肝經幫。

3. 五輸穴與臟腑陰陽、五行的分配

陽經六腑穴						陰經五臟穴					
經脈	井(金)	滎(水)	輸(木)	原(火)	經(火)	合(土)	經脈	井(木)	滎(火)	輸(土)	經(金)	合(水)
膽(木)	足竅陰	俠谿	足臨泣	丘墟	陽輔	陽陵泉	肝(木)	大敦	行間	太衝	中封	曲泉
小腸(火)	少澤	前谷	後谿	腕骨	陽谷	小海	心(火)	少衝	少府	神門	靈道	少海
胃(土)	厲兌	內庭	陷谷	衝陽	解谿	足三里	脾(土)	隱白	大都	太白	商丘	陰陵泉
大腸(金)	商陽	二間	三間	合谷	陽谿	曲池	肺(金)	少商	魚際	太淵	經渠	尺澤
膀胱(水)	至陰	足通谷	束骨	京骨	崑崙	委中	腎(水)	湧泉	然谷	太谿	復溜	陰谷
三焦(相火)	關衝	液門	中渚	陽池	支溝	天井	心包(君火)	中衝	勞宮	大陵	間使	曲澤

針灸治法與處方歌訣

　★十二井穴指少商、商陽、中衝、關衝、少衝、少澤、隱白、大敦、厲兌、足竅陰、至陰、湧泉十二經脈的「井」穴。

4. 子母補瀉取穴表

經脈	虛實	本經取穴	異經取穴	經脈	虛實	本經取穴	異經取穴
手太陰肺經	虛	太淵	太白	手陽明大腸經	虛	曲池	足三里
	實	尺澤	陰谷		實	二間	足通谷
手厥陰心包經	虛	中衝	大敦	手少陽三焦經	虛	中渚	足臨泣
	實	大陵	太白		實	天井	足三里
手少陰心經	虛	少衝	大敦	手太陽小腸經	虛	後谿	足臨泣
	實	神門	太白		實	小海	足三里
足太陰脾經	虛	大都	少府	足陽明胃經	虛	解谿	陽谷
	實	商丘	經渠		實	厲兌	商陽
足厥陰肝經	虛	曲泉	陰谷	足少陽膽經	虛	俠谿	足通谷
	實	行間	少府		實	陽輔	陽谷
足少陰腎經	虛	復溜	經渠	足太陽膀胱經	虛	至陰	商陽
	實	湧泉	大敦		實	束骨	足臨泣

　　補母瀉子取穴法是根據疾病的虛實性質，結合臟腑、經脈和五輸穴的五行相生規律法於「虛則補其母，實則瀉其子」的治療原則，臨床應用以子母穴作為基礎，包括本經子母補瀉和他經子母補瀉兩種取穴法。

　　（1）本經取穴法

　　病在某經，就在本經選取子母穴。如肺（經）五行屬金，經渠五行屬金故為其本穴，太淵五行屬土而為其母穴，尺澤五行屬水則為其子穴，故肺的虛證則取肺經的母穴太淵（土穴）用補法，肺的實證則取肺經的子穴尺澤（水穴）用瀉法；各經病變可依此類推。

（2）異經取穴法

病在某經，就在其母經或子經上取穴。如肺的虛證宜補足太陰脾經太白（母經本穴屬土），肺的實證應瀉足少陰腎經的陰谷（子經本穴屬水）；依此類推。

(二)原穴與絡穴

原穴是臟腑原氣輸注經過留止的部位。絡穴是絡脈由經脈別出部位的腧穴，也是表裏兩經聯絡之處。均分佈在四肢腕踝關節附近。原穴可以治療各自所屬臟、腑病變，也可根據原穴的反應變化，推斷臟腑功能的盛衰，《靈樞‧九針十二原》說：「五臟有疾，當取之十二原」。絡穴具有主治表裏兩經有關病症的作用。

1.十二原穴歌

　　　手太陰肺原太淵，陽明大腸合谷牽；

　　　足陽明胃原衝陽，太陰脾經太白銜；

　　　手少陰心神門原，太陽小腸腕骨連；

　　　太陽膀胱原京骨，足少陰腎太谿編；

　　　厥陰心包大陵原，少陽三焦陽池現；

　　　足少陽膽原丘墟，厥陰肝經太衝變。

2.十五絡穴歌

　　　列缺偏歷肺大腸，通里支正心小鄉；

　　　心包三焦內外關，公孫豐隆脾胃詳；

　　　膽絡光明肝蠡溝，大鐘腎絡膀飛揚；

　　　脾有大絡名大包，任絡鳩尾督長強。

3. 十二經原穴絡穴表

經　　脈	原穴	絡穴	經　　脈	原穴	絡穴
手太陰肺經	太淵	列缺	手陽明大腸經	合谷	偏歷
手厥陰心包經	大陵	內關	手少陽三焦經	陽池	外關
手少陰心經	神門	通里	手太陽小腸經	腕骨	支正
足太陰脾經	太白	公孫	足陽明胃經	衝陽	豐隆
足厥陰肝經	太衝	蠡溝	足少陽膽經	丘墟	光明
足少陰腎經	太谿	大鐘	足太陽膀胱經	京骨	飛揚

(三)俞穴和募穴

「俞」穴是臟腑之氣輸注於背部的腧穴。「募」穴是五臟六腑之氣彙集在胸腹部的腧穴。

俞為陽，均分佈在背部的膀胱經內，是陰病行陽的重要位置。募為陰，均分佈在胸腹部，是陽病行陰的重要處所，每一臟腑均有各自的俞穴和募穴。當某一臟腑有病時，可取其所屬的俞穴和募穴進行治療。

1. 十二俞穴歌

　　胸三肺俞四厥陰，心五肝九膽十臨，

　　十一脾俞十二胃，腰一三焦腰二腎，

　　腰四骶一大小腸，膀胱骶二椎外尋。

2. 十二募穴歌

　　大腸天樞肺中府，小腸關元心巨闕，

　　膀胱中極腎京門，肝募期門膽日月，

　　胃中脘合脾章門，三焦募在石門穴，

　　心包之募屬膻中，氣所結聚十二穴。

3.十二臟腑俞募配穴表

臟腑	募穴	俞穴	臟腑	募穴	俞穴
肺	中府	肺俞	胃	中脘	胃俞
心包	膻中	厥陰俞	膽	日月	膽俞
心	巨闕	心俞	膀胱	中極	膀胱俞
肝	期門	肝俞	大腸	天樞	大腸俞
脾	章門	脾俞	三焦	石門	三焦俞
腎	京門	腎俞	小腸	關元	小腸俞

(四)郄穴

郄穴是經脈之氣深聚部位的腧穴,十二經各有一個郄穴處,陰維脈、陽維脈、陰蹻脈、陽蹻脈也各有一個郄穴,共計有十六郄穴。分佈於四肢肘、膝關節以下,多用於治療各經的急性病症。

1.十六郄穴歌

孔最溫溜肺大腸,水泉金門腎膀胱,
中都外丘肝與膽,陰郄養老心小腸,
郄門會宗心包焦,地機梁丘脾胃相,
交信跗陽陰陽蹻,築賓陽交維陰陽。

2.十六郄穴表

經　脈	郄　穴		經　脈
手太陰肺經	孔最	水泉	足少陰腎經
手厥陰心包經	郄門	梁丘	足陽明胃經

經　脈	郄　穴		經　脈
手少陰心經	陰郄	外丘	足少陽膽經
手陽明大腸經	溫溜	金門	足太陽膀胱經
手少陽三焦經	會宗	築賓	陰維脈
手太陽小腸經	養老	陽交	陽維脈
手太陰脾經	地機	交信	陰蹻脈
足厥陰肝經	中都	跗陽	陽蹻脈

(五)下合穴

下合穴是指手足三陽六腑之氣合于足三陽經的六個腧穴，主要分佈於下肢膝關節附近。《靈樞・邪氣臟腑病形》載：「合治內腑」，就是按照六腑不同病症，取其所屬的下合穴治療。

1. 下合穴歌

胃經下合三里鄉，上巨虛下大小腸，

膀胱當合委中穴，三焦下合屬委陽，

膽經之合陽陵泉，腑病用之效必彰。

2. 手足三陽經下合穴表

經　脈		下合穴		經　脈	
手三陽	手太陽小腸經	下巨虛	委　中	足太陽膀胱經	足三陽
	手少陽三焦經	委　陽	陽陵泉	足少陽膽經	
	手陽明大腸經	上巨虛	足三里	足陽明胃經	

(六) 八會穴

八會穴是指人體氣、血、筋、骨、髓、脈、臟、腑等
精氣聚會處的八個腧穴，分佈於軀幹部和四肢部。凡是屬
於臟、腑、氣、血、筋、脈、骨、髓的病變，都可取與此
有關的會穴。

1. 八會穴歌

臟會章門骨大杼，腑會中脘氣膻中，
筋會陽陵血膈俞，脈會太淵髓懸鐘。

2. 八會穴表

臟會	章門	陽陵泉	筋會
腑會	中脘	太淵	脈會
氣會	膻中	大杼	骨會
血會	膈俞	絕骨（懸鐘）	髓會

(七) 八脈交會穴

八脈交會穴是指奇經八脈與十二經脈之氣相交會的八
個腧穴，分佈於腕踝關節的上下。這八個腧穴具有主治奇
經病症的作用。

1. 八脈交會八穴歌

公孫沖脈下心胸，內關陰維下總同。
臨泣膽經連帶脈，陽維目銳外關逢。
後谿督脈內眥頸，申脈陽蹻絡亦通。
列缺任脈行肺系，陰蹻照海膈喉嚨。

2. 八脈交會配穴主治表

奇經八脈	經穴名稱	主治範圍
沖 脈	公孫	胸、心、胃病症
陰維脈	內關	
帶 脈	臨泣	外眥、頰、肩、頸、乳突部病症
陽維脈	外關	
督 脈	後谿	內眥、肩、頸、項、耳部病症
陽蹻脈	申脈	
任 脈	列缺	肺、咽喉、胸膈病症
陰蹻脈	照海	

(八)交會穴

交會穴是指兩經以上的經脈相交或會合處的腧穴，多分佈於軀幹部。這類腧穴多治療所交經脈之病症。

經脈交會腧穴表

○所屬經　　　∨交會經

經名 / 穴名	足太陰經	手太陰經	足厥陰經	手厥陰經	足少陰經	手少陰經	足太陽經	手太陽經	足少陽經	手少陽經	足陽明經	手陽明經	任脈	沖脈	督脈	帶脈	陰維脈	陽維脈	陰蹻脈	陽蹻脈	備註
承漿											∨	∨	○		∨						《針灸大成》
廉泉													○				∨				
天突													○				∨				
上脘								∨			∨										
中脘								∨		∨	∨										手太陽、少陽，足陽明所生

經名＼穴名	足太陰經	手太陰經	足厥陰經	手厥陰經	足少陰經	足太陽經	手太陽經	足少陽經	手少陽經	足陽明經	手陽明經	任脈	沖脈	督脈	帶脈	陰維脈	陽維脈	陰蹻脈	陽蹻脈	備註
下脘	✓											○								
陰交												○	✓							
關元	✓		✓		✓							○								
中極	✓		✓		✓							○								
曲骨			✓									○								
會陰												○	✓	✓						
三陰交	○		✓		✓															
衝門	○		✓																	
府舍	○		✓														✓			
大橫	○															✓				
腹哀	○															✓				
中府	✓	○																		
章門			○					✓												
期門	✓		○													✓				
天池				○				✓												
橫骨					○								✓							
大赫					○								✓							
氣穴					○								✓							
四滿					○								✓							
中注					○								✓							
肓俞					○								✓							
商曲					○								✓							
石關					○								✓							
陰都					○								✓							
通谷					○								✓							

針灸治法與處方歌訣

經名＼穴名	足太陰經	手太陰經	足厥陰經	手厥陰經	足少陰經	手少陰經	足太陽經	手太陽經	足少陽經	手少陽經	足陽明經	手陽明經	任脈	沖脈	督脈	帶脈	陰維脈	陽維脈	陰蹻脈	陽蹻脈	備註
幽門					○									V							
照海					○														V		
交信					○														V		
築賓					○												V				
神庭							V				V				○						
水溝											V	V			○						
百會							V								○						
腦戶							V								○						
風府							V								○			V			
啞門															○			V			
大椎							V		V		V				○						
陶道							V								○						《銅人》
長強			V						V						○						《銅人》
長強							V								○						
睛明							○	V			V								V	V	《素問·氣府論》
大杼							○	V													
風門							○								V						
附分							○	V													
跗陽							○													V	
申脈							○													V	
僕參							○													V	
金門							○											V			
臑俞								○										V		V	
秉風								○	V	V		V									
顴髎								○		V											

續表

經名＼穴名	足太陰經	手太陰經	足厥陰經	手厥陰經	足少陰經	手少陰經	足太陽經	手太陽經	足少陽經	手少陽經	足陽明經	手陽明經	任脈	沖脈	督脈	帶脈	陰維脈	陽維脈	陰蹻脈	陽蹻脈	備註
聽宮								○	✓	✓											
瞳子髎								✓	○	✓											
上關									○	✓	✓										
頷厭									○	✓	✓										
懸厘									○	✓	✓										
曲鬢							✓		○												
率谷							✓		○												
浮白							✓		○												
頭竅陰							✓		○												
完骨							✓		○												
本神									○									✓			
陽白									○									✓			
頭臨泣							✓		○									✓			
目窗									○									✓			
正營									○									✓			
承靈									○									✓			
腦空									○									✓			
風池									○									✓			
肩井									○	✓								✓			
日月	✓								○									✓			
環跳							✓		○												
帶脈									○							✓					
五樞									○							✓					
維道									○							✓					
居髎									○											✓	

經名＼穴名	足太陰經	手太陰經	足厥陰經	手厥陰經	足少陰經	手少陰經	手太陽經	足少陽經	手少陽經	足陽明經	手陽明經	任脈	沖脈	督脈	帶脈	陰維脈	陽維脈	陰蹻脈	陽蹻脈	備註
陽交								○									√			
天髎									○								√			
翳風							√	○												
角孫							√	○	√											
和髎							√	√	○											
承泣										○		√							√	
巨髎										○									√	
地倉										○	√								√	
下關								√		○										
頭維								√		○							√			
氣衝										○			√							沖脈所起
臂臑											○									手陽明絡之會
肩髃											○								√	
巨骨											○								√	
迎香										√	○									

五、常用腧穴歌訣

(一)十三鬼穴*歌

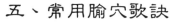

百邪癲狂所為病，針有十三穴須認。

凡針之體先鬼宮，次針鬼信無不應。

一一從頭逐一求，男從左起女從右。

一針人中鬼宮停，左邊下針右出針。
第二手大指甲下，名鬼信刺三分深。
三針足大指甲下，名曰鬼壘入二分。
四針掌後大陵穴，入寸五分為鬼心。
五針申脈名鬼路，火針三下七鋥鋥。
第六卻尋大杼上，入髮一寸名鬼枕。
七刺耳垂下五分，名曰鬼床針要溫。
八針承漿名鬼市，從左出右君須記。
九針間使鬼路上，十針上星名鬼堂。
十一明下縫三壯，女玉門頭為鬼藏。
十二曲池名鬼臣，火針仍要七鋥鋥。
十三舌頭當舌中，此穴須名是鬼封。
手足兩邊相對刺，若逢孤穴只單通。
此是先師真妙訣，倡狂惡鬼走無蹤。

(二)四總穴歌

肚腹三里留，腰背委中求。
頭項尋列缺，面口合谷收。

針灸治法與處方歌訣

　　★十三鬼穴——指水溝、少商、隱白、大陵、申脈、風府、頰車、承漿、勞宮、上星、會陰、曲池、海泉十三個腧穴。《千金方》謂：扁鵲曰百邪為病者，針有十三鬼穴，分別為鬼宮（人中）、鬼信（少商）、鬼壘（隱白）、鬼心（大陵）、鬼路（申脈）、鬼枕（風府）、鬼床（頰車）、鬼市（承漿）、鬼窟（勞宮）、鬼堂（上星）、鬼臟（男子陰下縫、女子玉門頭）、鬼腿（曲池）、鬼封（舌下中鋒）等。均為治療精神病的有效穴，如治療癲狂病症。

(三)回陽九針歌

啞門勞宮三陰交，湧泉太谿中脘接，
環跳三里合谷併，此是回陽九針穴。

(四)馬丹陽天星十二穴治雜病歌

三里內庭穴，曲池合谷接，
委中配承山，太衝崑崙穴，
環跳與陽陵，通里併列缺，
合擔用法擔，合截用法截，
三百六十穴，不出十二訣。
治病如神靈，渾如湯潑雪，
北斗降真機，金鎖教開徹，
至人可傳授，匪人莫浪說。

1. 三里

三里膝眼下，三寸兩筋間。
能通心腹脹，善治胃中寒。
腸鳴併泄瀉，腿腫膝胻痠。
傷寒羸瘦損，氣蠱疾諸般。
年過三旬後，針灸眼便寬。
取穴當審的，八分三壯安。

2.內庭

內庭次趾外，本屬足陽明。
能治四肢厥，喜靜惡聞聲。

癮疹咽喉痛，數欠及牙疼。
瘧疾不能食，針著便惺惺。

3. 曲池

曲池拱手取，屈肘骨邊求。
善治肘中痛，偏風手不收。
挽弓開不得，筋緩莫梳頭。
喉閉促欲死，發熱更無休。
偏身風癬癩，針著即時瘳。

4. 合谷

合谷在虎口，兩指岐骨間。
頭疼併面腫，瘧疾熱還寒。
齒齲鼻衄血，口噤不開言。
針入五分深，令人即便安。

5. 委中

委中曲䐐裏，橫紋脈中央。
腰痛不能舉，沉沉引脊樑。
痠疼筋莫展，風痺復無常。
膝頭難伸屈，針入即安康。

6. 承山

承山名魚腹，腨腸分肉間。
善治腰疼痛，痔疾大便難。
腳氣併膝腫，輾轉戰疼痠。

霍亂及轉筋，穴中刺便安。

7. 太衝

太衝足大趾，節後二寸中。
動脈知生死，能治驚癇風。
咽喉併心脹，兩足不能行。
七疝偏墜腫，眼目似雲朦。
亦能療腰痛，針下有神功。

8. 崑崙

崑崙足外踝，跟骨上邊尋。
轉筋腰尻痛，暴喘滿沖心。
舉步行不得，一動即呻吟。
若欲求安樂，須於此穴針。

9. 環跳

環跳在髀樞，側臥屈足取。
折腰莫能顧，冷風併濕痹。
腿胯連腨痛，轉側重欷歔。
若人針灸後，頃刻病消除。

10. 陽陵泉

陽陵居膝下，外廉一寸中。
膝腫併麻木，冷痹及偏風。
舉足不能起，坐床似衰翁。
針入六分止，神功妙不同。

11. 通里

通里腕側後，去腕一寸中。
欲言聲不出，懊憹及怔忡。
實則四肢重，頭腮面頰紅。
虛則不能食，暴瘖面無容，
毫針微微刺，方信有神功。

12. 列缺

列缺腕側上，次指手交叉。
善療偏頭患，遍身風痹麻。
痰涎頻壅上，口噤不開牙，
若能明補瀉，應手即如拏。

(五)子午流注逐日按時定穴歌

甲日戌時膽竅陰，丙子時中前谷滎，
戊寅陷谷陽明俞，返本丘墟木在寅。
庚辰經注陽谿穴，壬午膀胱委中尋，
甲申時納三焦水，滎合天干取液門。

乙日酉時肝大敦，丁亥時滎少府心，
己丑太白太衝穴，辛卯經渠是肺經，
癸巳腎宮陰谷合，乙未勞宮火穴滎。

丙日申時少澤當，戊戌內庭治脹康，
庚子時在三間俞，本原腕骨可祛黃，
壬寅經火崑崙上，甲辰陽陵泉合長，

丙午時受三焦火，中渚之中仔細詳。

丁日未時心少衝，己酉大都脾土逢，
辛亥太淵神門穴，癸醜復溜腎水通，
乙卯肝經曲泉合，丁巳包絡大陵中。

戊日午時屬兌先，庚申滎穴二間選，
壬戌膀胱尋束骨，衝陽土穴必還原，
甲子膽經陽輔是，丙寅小海穴安然，
戊辰氣納三焦脈，經穴支溝刺必痊。

己日巳時隱白始，辛未時中魚際取，
癸酉太谿太白原，乙亥中封內踝比，
丁丑時合少海心，己卯間使包絡止。

庚日辰時商陽居，壬午膀胱通谷之，
甲申臨泣為俞木，合谷金原返本歸，
丙戌小腸陽谷火，戊子時居三里宜，
庚寅氣納三焦合，天井之中不用疑。

辛日卯時少商本，癸巳然谷何須付，
乙未太衝原太淵，丁酉心經靈道引，
己亥脾合陰陵泉，辛丑曲澤包絡准。

壬日寅時起至陰，甲辰膽脈俠谿滎，
丙午小腸後谿俞，返本京骨本原尋，

三焦寄有陽池穴，返本還原似的親，
戊申時注解谿胃，大腸庚戌曲池真，
壬子氣納三焦寄，井穴關衝一片金，
關衝屬金壬屬水，子母相生恩義深。

癸日亥時井湧泉，乙丑行間穴必然，
丁卯俞穴神門是，本尋腎水太谿原，
包絡大陵原並過，己巳商丘內踝邊，
辛未肺經合尺澤，癸酉中衝包絡連，
子午截時安定穴，留傳後學莫忘言。

針灸治法與處方歌訣

第二章　針灸治法

第一節　解表法

一、溫散解表

　　風寒外襲束肌表，衛氣被遏人發燒，
惡寒無汗頭身痛，舌淡苔薄辨證要。
脈象浮緊瀉法兆，大椎風池合谷找，
飛揚諸穴取針後，艾灸發汗又解表。

二、清熱解表

　　風熱外襲鬱肌表，發熱惡風頗苦惱，
熱重寒輕咽喉痛，舌紅苔黃口乾燥。
外關合谷大椎討，曲池復溜針瀉妙，
反覆行針針感強，疏散風熱又解表。

三、化濕解表

　　外感濕邪困肌表，身熱不揚熱不高，
惡寒汗少骨酸痛，頭重如裹納呆飽，
胸悶腹脹苔白膩，脈濡針瀉合谷到，
外關中脘足三里，陰陵化濕來解表。

四、清暑化濕

外感暑濕邪傷表，惡寒發熱出汗少，
舌苔黃膩脈濡數，甚至高熱心煩躁。
口渴胸悶尿赤少，針瀉大椎宣洩妙，
曲池曲澤與合谷，肘膝刺血委中找。

五、補虛解表

老年體弱或久病，易感外邪染病菌，
惡寒身熱體無汗，頭痛體虛與表併。
陰陽氣虛症情稟，解表扶正辨病因，
酌加氣海三陰交，關元三里一起行。

第二節　和解法

一、和解少陽

外邪傳入少陽經，寒熱往來口苦縈，
胸脇苦滿伴目眩，心煩喜嘔咽乾併。
中渚外關足臨泣，疏肝理氣期門靈，
大椎間使足三里，嘔吐中脘寒熱寧。
瘧疾不離少陽經，證型各異多病因，
在表發汗裏清下，半表半裏和解應。

二、調和肝胃

肝氣橫逆胃脘痛，嘔惡頻作噯氣湧，

嘈雜不適泛酸水，兩側脇肋牽引痛。
調和肝胃平補瀉，中脘梁門期門用，
足三里穴與丘墟，隨證加減氣機通。

三、調和肝脾

肝脾不和脘腹脹，脇下痞滿大便溏，
納少神倦伴面黃，調和肝脾理應當。
肝俞脾俞天樞上，氣海行間補瀉方，
實脾止瀉足三里，溫灸隨證扶弱強。

四、調和膽胃

膽氣鬱結犯胃腑，脹痛偏右上腹部，
絞痛陣作伴嘔吐，拒按發熱苦水出。
針瀉期門巨闕輔，不容日月陽陵助，
健運脾胃足三里，痛甚留針時間足。
黃疸加瀉足臨泣，外關陽綱曲池逐。

五、調和腸胃

胃失和降腹滿脹，胃氣上逆噯氣長，
甚者嘔惡和便溏，腸道失傳便秘常。
胃腸不調互影響，針灸隨證補瀉方，
中脘天樞上巨虛，氣海三里和胃腸。

第三節　清熱法

一、清解表熱

見解表法（45頁）中論述

二、清氣泄熱

壯熱不解身自汗，口渴喜飲仍口乾，
舌紅苔黃脈洪數，針瀉氣分邪熱散。
大椎陶道曲池伴，內庭足三里穴參，
火熱傷津舌紅絳，廉泉復溜治舌乾，
心煩懊惱瀉內關，通里清心熱火扇。

三、清營涼血

氣分熱邪傳營分，高熱不解神志昏，
譫言妄語躁不眠，吐血衄血發斑疹。
脈有細數苔少津，舌質紅絳病危乘，
勞宮湧泉和間使，復溜尺澤委中針，
十二井刺瀉營分，血出熱瀉調心腎。
神昏譫語加水溝，百會中衝來醒神，
膈俞血海清營分，加三陰交消斑疹，
邪入營血急重症，針藥並施分秒爭。

四、養陰清熱

熱病久病耗傷陰，潮熱盜汗夜不寧，

舌紅少苔脈細數，心煩口乾又少津。
陰虛火旺更傷陰，骨蒸潮熱顴紅併，
養陰清熱三陰交，然谷間使後谿行。
潮熱甚者加大椎，退熱相輔陶道應，
盜汗多者加陰郄，復溜相配盜汗清。
心煩不寐神門迎，通里甯神又安心。
心肝腎俞合臟腑，酌情選用扶正映。

五、清臟腑熱

(一)肝膽熱證

肝氣鬱結火上炎，頭痛易怒或暈眩，
目赤腫痛耳聾鳴，舌紅苔黃脈象弦。
風池外關陽陵泉，針瀉足臨泣加減，
若見黃疸或肝風，治法詳見其他篇。

(二)肺熱證

邪熱內蘊傷肺臟，風寒化熱肺裏藏，
咳嗽胸痛身灼熱，氣息喘促痰多黃，
脈數舌紅清肺臟，針瀉尺澤孔最當，
曲池魚際和豐隆，喉痛鼻衄刺少商。

(三)心熱證

心陰不足陽偏亢，心悸心煩失眠常，
多夢口乾脈細數，舌紅少苔心陰傷。
通里內關斂心陽，曲澤太谿津液養，

足三陰會三陰交，或補或瀉自思量。
痰熱內擾發癲狂，針瀉井穴治神傷，
中衝大陵和勞宮，太衝照海豐隆望。
神志失常水溝上，湧泉神門精神爽。
邪熱內陷神譫妄，清心開竅見他方。

(四)脾胃熱證

濕熱互結在脾胃，脘腹痞滿肢體累，
身熱不揚尿短赤，口乾口渴不飲水。
舌苔濁膩針灸隨，曲池陰陵上下配，
募合中脘足三里，宣化濕熱清法追。
邪熱傳至陽明胃，身熱喜冷渴飲水，
惡熱便秘苔黃乾，脈象沉實取大椎。
曲池內庭可相為，便秘支溝天樞催，
合治內腑足三里，清瀉陽明針瀉最。

(五)腎與膀胱熱證

濕熱蘊結在下焦，腰痛重著尿短少，
或赤或黃或砂石，淋漓不暢取水道。
舌紅苔黃尿閉惱，陰陵泉加三陰交，
中極腎俞膀胱俞，清利下焦濕熱跑。

(六)大小腸熱證

邪熱食滯阻大腸，多見大便穢臭揚，
肛門灼熱赤白痢，腹痛裏急後重忙。
天樞氣海內庭方，上下巨虛瀉大腸，

身熱加刺曲池穴，合谷退熱身涼爽。
心熱下移在小腸，心煩口渴舌生瘡，
咽痛尿赤甚尿血，陰痛舌紅苔色黃，
腕骨神門陰陵泉，中極清心瀉小腸。

第四節　祛寒法

一、溫中祛寒

脾胃虛寒中無權，脘痞腹脹體困倦，
便溏面白手足冷，舌淡苔白泛清涎。
上脘中脘方加減，脾俞胃俞氣海銜，
建里梁門足三里，溫脾暖胃在瞬間。

二、溫經通絡

寒邪阻滯經絡證，血行不暢陽氣損，
肢節冷痛或麻痹，四肢拘急遇寒甚。
病位不同合谷針，肩髃曲池臂屈伸，
環跳風市陽陵泉，懸鐘舒筋下肢溫。
久病形瘦真陽損，面㿠肢冷脈象沉，
灸之關元來固本，以壯元陽配命門。

三、回陽救逆

陽氣衰微陰盛寒，四肢清冷身怯寒，
脾腎陽衰利清穀，脈象沉細面色慘。
氣海天樞太谿伴，針灸並用除疾頑，

三陰交與足三里，陰陽調和救逆挽。
呼吸急促精神幻，面白脈微欲絕斷，
急灸神闕與關元，重灸百會不間斷。
昏厥水溝素髎辦，回陽救逆治疑難。

第五節　補虛法

一、補　陰

肝腎陰虛形憔悴，身體羸瘦夜不寐，
口乾咽燥伴虛煩，甚至潮熱顴紅醉，
盜汗遺精脈細數，舌紅少苔應壯水，
肝俞腎俞三陰交，太谿復溜諸穴配。
潮熱間使和大椎，盜汗陰郄後谿會，
咳嗆肺俞與太淵，遺精腎俞精宮隨。

二、補　陽

陽虛常見脾腎臟，四肢清冷腰不爽，
面色少華下肢軟，陽痿早洩小便長。
虛喘耳鳴脘腹脹，納少舌淡大便溏，
脾俞腎俞足三里，關元氣海功溫陽。
腹脹便瀉天樞幫，遺精陽痿命門上，
大赫隨證來加減，針補重灸共壯陽。

三、補　氣

氣虛常見肺與脾，氣短納差體無力，

呼吸少氣動則喘，倦怠懶言大便稀。
或見脫肛脈軟虛，針刺中脘足三里，
天樞氣海肺脾俞，脫肛長強百會理。
針用補法灸也需，意宜補中又益氣。

四、補血

血虛多見心與脾，頭暈眼花心動悸，
健忘失眠面無華，納差體倦身無力。
舌淡脈弱宜補益，肝脾膈俞足三里，
關元血海三陰交，針灸補法療心脾。
氣血陰陽互相襲，臨床診治須牢記。

<h2 style="text-align:center">第六節　理氣法</h2>

一、行氣法

氣機鬱滯在臟腑，七情內傷肝鬱阻，
吞酸嘔吐食不化，脇肋疼痛胸膈怵。
期門陽陵肝膽處，支溝行間氣機疏。

氣結痰凝如有物，似梗咽中吐不出，
吞之不下梅核氣，合谷行間天扶突。

厥陰氣滯寒留注，少腹疼痛疝氣出，
氣海歸來灸驅寒，曲泉大敦肝氣疏。

氣滯寒凝肝胃阻，胃脘脹冷痛不舒，
連及兩脇胸悶痞，行氣導滯針灸主，
中脘梁門溫胃腑，三里內關陽陵疏。

濕食痰火血互阻，氣機瘀滯證頗多，
調理升降通經氣，詳辨病因治法妥。

二、降氣法

胃失和降氣上逆，胃脘痞滿或噯氣，
呃逆連連或惡嘔，針法輕瀉足三里，
上脘膻中內關取，內庭和胃又降逆。
食入反胃脾胃虛，朝食暮吐症變奇，
針用補法溫脾胃，中脘止嘔還降逆。
氣海加灸足三里，膈俞內關調氣機。

外邪襲肺痰熱蘊，肺失肅降氣上逆，
咳嗽胸悶呼吸急，哮喘平臥氣不憚。
天突膻中風門取，肺俞宣肺平喘續，
輕瀉尺澤足三里，氣機上逆需降氣。
咳不能臥而倚兮，定喘合谷協同取，
孔最為郄功效奇，反覆行針症狀去。

腎氣虛憊不納氣，水氣漬肺痰阻閉，
上實下虛辨清晰，宣上納下針灸理。
宣肺肺俞天突取，膻中豐隆把痰祛，
氣海關元溫補益，腎俞陰谷納腎氣。

第七節　理血法

一、活血化瘀

　　腦絡阻滯氣血瘀，頭痛難忍伴嘔逆，
　　神志昏糊肢癱瘓，挾風入絡肢抽搐。
　　針用瀉法內風祛，風池風府能止痙，
　　百會醒神治不遂，委中太衝還舒筋。

　　瘀血阻胸心絞痛，心脈結代悸怔忡，
　　穴取郄門與膻中，心俞內關厥陰俞。

　　四肢經脈瘀血阻，發冷作痛肢麻木，
　　皮色紫暗或灼痛，潰瘍劇痛在指足，
　　針瀉八邪八風主，按經取穴針灸術，
　　三陰三陽久留針，經脈通暢氣血處。

　　氣滯血瘀阻胞宮，針瀉關元止經痛，
　　歸來血海三陰交，地機活血經血通。

　　跌仆外傷見血腫，局部刺絡消腫痛，
　　久病體虛顧正氣，強刺放血要慎重。

二、止血法

　　肺熱傷絡咳血出，身熱胸痛口乾枯，
　　針瀉肺俞與尺澤，魚際孔最清肺部。

肺虛勞損見血咯，胸痛少痰連聲咳，
盜汗顴紅與潮熱，膏肓魚際陶道合，
養陰清熱滋肺絡，太谿後谿陰陽和。

胃熱上逆吐血出，口乾欲飲鮮血吐，
清瀉胃熱膈胃俞，三里梁丘內庭助。

鼻為肺竅熱上功，鼻血涓滴面潮紅，
少商魚際利咽喉，合谷迎香便自通。

腸風痔漏便血出，針瀉長強大腸俞，
肛墜血暗大便結，承山二白加腰俞。

熱蓄胞宮月事多，身熱面紅血如崩，
針瀉血海三陰交，太衝中極膈俞妥。

沖任不固氣血虧，色淡腰酸神疲憊，
關元歸來足三里，足三陰與厥少會。
地機隱白別鬼壘，井郄妙用氣血歸。

第八節　治風法

一、祛風法

祛風法把外風祛，邪入病位深淺異，
風寒濕客筋骨痹，關節疼痛經脈拘。

針灸治法與處方歌訣

循經取穴治法異，以痛為腧就近取，
偏寒加灸陽明經，風市陽陵通經氣。
紅腫痛熱刺血滴，全身發熱清熱須，
久病體虛補血氣，古句血行風自息。

風中面部傷陽明，脈絡縱緩口眼傾，
祛風舒絡活氣血，三陽經中趨陽明。
四白陽白針灸行，頰車地倉下關應，
面口合谷收奇效，風寒風熱辨明晰。

風邪入足少太陽，經脈氣血行不暢，
行走不利腰腿痛，針灸詳辨寒熱狀，
風市環跳祛風強，承扶委中通絡旺，
筋會陽陵髓懸鐘，腰椎攝片切莫忘。

破傷風致頸項強，四肢抽搐角反張，
口噤難開頻發作，祛風止痛陽明幫。
大椎風池治脊強，肝俞腎俞委中彰，
崑崙曲池合谷忙，重則針藥抑症狀。

二、熄風法

熄風法治熱生風，證屬實熱高熱重，
神志譫妄肢抽搐，清熱開竅止痙動。
百會大椎與勞宮，湧泉水溝與中衝，
諸穴針瀉清營血，熄風涼血見奇功。

久病熱病傷津血，虛風內動形神竭，
身體消瘦精神乏，筋肉抽動手足攓。
大椎肝俞腎俞解，曲池陽陵多氣血，
針補虛證來止痙，養陰熄風太谿穴。

腎水虧虛肝陽亢，化風上撓頭昏晃，
耳鳴眼花面潮紅，心煩口乾脈弦長。
百會風池降風陽，太衝臨泣肝膽傍，
本虛標實湧泉養，反覆行針陰涵陽。

第九節　祛濕法

一、宣散濕邪

濕邪在表身困重，惡寒發熱伴頭痛，
大椎陰陵透表濕，合谷三里氣血通。

風濕客血肌表中，遍體風疹瘙癢痛，
針瀉曲池與合谷，血海膈俞灸寒送。

風濕客於筋骨中，氣血閉阻關節痛，
針刺陽明少陽穴，與祛外風法相同。

二、健脾化濕

脾失健運濕阻中，脘腹脹痞噯氣弄，
噁心嘔吐苔厚膩，便溏倦怠睡意濃。

針瀉脾胃俞脘中，陰陵泉把濕濁送，
健脾運化足三里，偏寒溫化靈活用。

三、清利濕熱

濕熱肝膽脇肋痛，氣滯肝鬱瀉太衝，
身目黃疸章門至，陽陵日月期門同。

濕熱下焦小便痛，小腹拘急中極鬆，
委陽膀胱三焦俞，陰陵泉理下焦中。

濕熱中阻女胞宮，沖任不固帶下崩，
中極歸來三陰交，帶脈固任又調衝。

四、利水滲濕

水濕壅盛症不同，水蓄下焦成閉癃，
熱瀉中極膀胱俞，水道陰陵瀉熱攻。
寒灸溫化小便通，補瀉寒熱法多種。

中焦水濕腹脹痛，運化無權大便濡，
小便短少當利水，滲濕分利身不腫。

針瀉水道膀胱攻，陰陵三陰交協同，
小腸俞可分別濁，胃腸水濕疏理通。

風水相搏肺失通，濕邪困脾陽衰重，
陰盛中陽不化水，水濕停留全身腫。

第二章　針灸治法

辨因論治法不同，腎脾俞穴三焦總，
水分陰陵足三里，陰水陽水均消腫。

第十節　開竅法

一、開竅清神

邪氣壅盛蒙心竅，陰閉陽閉神昏貌，
高熱譫語舌紅絳，陽閉邪熱陷心包。
水溝合谷清熱燥，十宣點刺瀉熱妙，
勞宮湧泉心腎交，清瀉熱邪又開竅。
痰湧氣閉突昏倒，陰閉痰濁蒙心竅，
牙關緊急取水溝，苔白脈遲加素髎。
合谷百會膻中找，豐隆化痰通孔竅。
溫開清開陰陽閉，卒中閉證可參照。

二、通竅啟閉

邪入少陽風痰逆，耳竅閉窒有重聽，
暴聾耳鳴聽力退，耳門聽會翳風靈，
深刺久留依病因，外關合谷反覆行。

風痰壅窒在喉裏，呼吸困難咽不利，
吞咽障礙或失音，少商刺絡能言語，
廉泉合谷宣心氣，天突扶突加通里。

風寒風熱阻於鼻，鼻窒不通清濁涕，

肺熱上攻成鼻淵，臭穢熱灼濃涕蓄。
上星印堂通竅鼻，迎香合谷瀉熱取，
鼻為肺竅加太淵，清肺蜀痰尺澤宜。

第十一節　安神法

一、豁痰清心

痰火上擾心失主，精神失常多狂怒，
面赤哭嚎又歌唱，甚則打人還毀物。
心煩不寐胸脘堵，口乾便秘舌質朱，
水溝上星瀉熱火，大陵間使神明囑。
心經原絡神門主，膏之原穴鳩尾絡，
申脈交會通陽蹻，豐隆行間痰熱出。

二、滋陰寧心

心火上炎傷陰血，失眠多夢心悸怯，
舌紅少苔脈細數，補瀉兼施心俞接。
胸中煩熱內關穴，多夢神門加耳貼，
養陰太谿三陰交，降火安神心中悅。

三、養心安神

心脾兩虛心失養，心悸怔忡常健忘，
神志恍惚夜不寧，舌淡脈細面色㿠。
心俞脾俞氣血養，中脘關元針灸上，
足三里與三陰交，安神定志不驚慌。

若兼腎虛腰腿脹，腎俞志室固精倉，
太谿陰谷益腎水，心理引導消症狀。

第十二節　止痛法

一、祛風止痛

風寒風熱見頭痛，針瀉風池風府中，
風濕入絡阻經脈，關節肌肉酸痛重。
風市外關主疏風，隨證加減辨疼痛，
結合部位針灸用，參閱祛風法似同。

二、溫寒止痛

風寒濕痹關節痛，經脈遇寒愈加重，
陶道風市陽陵泉，重灸大椎祛寒風。

陽氣不足內寒重，中陽不運脘腹痛，
口泛清涎四肢涼，舌淡苔白便溏湧。
中脘氣海宜溫中，大腸天樞痙攣鬆，
針灸施補足三里，振奮脾陽速止痛。

寒入厥陰陰丸痛，寒疝氣海緩腹痛，
大赫曲泉與大敦，行間針後灸助功。

三、清熱止痛

熱痹關節紅腫痛，取穴陶道曲池從，

風市合谷針法瀉，局部刺絡消紅腫。

風火痰熱咽喉痛，吞咽困難乳蛾腫，
天鼎扶突廉泉瀉，少商刺血尺澤同。

風熱肝火目赤痛，多眵流淚攢竹通，
合谷行間清肝木，養老睛明絲竹空。

四、調氣止痛

肝氣鬱滯脅脹痛，章門期門支溝用，
平補平瀉陽陵泉，調理肝氣以止痛。

胃氣失調脘脹痛，噯氣頻頻中脘通，
梁門梁丘足三里，氣海加灸來止痛。

五、化瘀止痛

瘀血留著痛不移，多有刺痛壓之劇，
血海委中三陰交，入夜為甚膈俞取。

瘀血在頭疼痛劇，嘔逆針刺風池宜，
風府束骨四神聰，針用瀉法血脈利。

胃中血瘀拒按擠，胃脘刺痛黑便利，
針瀉脾胃背俞穴，再配中脘足三里。

心絞痛因心血瘀，面青唇紫脈象異，

第二章　針灸治法

郄門內關厥陰俞，針瀉服藥共治急。

沖任失調氣血瘀，行經腹痛關元取，
歸來曲泉調氣血，行間針瀉加灸宜。

外傷所致氣血瘀，腫痛青紫局部聚，
辨明部位行針灸，消腫止痛循經去。

六、祛蟲止痛

蛔蟲在腸臍周痛，取穴天樞與四縫，
大橫氣海足三里，針瀉止痛驅蛔蟲。

蛔蟲在膽右腹痛，陣發嘔逆取不容，
日月巨闕陽陵泉，迎香四白針止痛。

七、耳鼻咽止痛

耳鼻咽痛分清楚，臟腑經絡治病處，
耳痛少陽經穴主，外關足臨泣中渚。
尺澤列缺肺經注，咽喉疼痛取扶突，
鼻痛迎香口禾髎，再加天鼎與天突，
少商針瀉攜合谷，魚際商陽咽痛除。

第十三節　通便法

一、清熱通便

裏熱實證便秘結，舌苔黃厚舌紅閱，

天樞支溝足三里，內庭清熱針法瀉。

二、溫寒通便

裏寒實證便難下，脘腹冷痛傳導乏，
天樞氣海足三里，照海溫通針補法。

三、養陰通便

溫病後期津液傷，久病陰虛不潤腸，
舌紅苔少便難下，天樞氣海太谿嘗。
陰損及陽氣血傷，針用補法潤大腸，
足三里與三陰交，養陰益氣大便暢。

第十四節　消積法

一、消食導滯

暴飲暴食味厚膩，食積停滯傷脾氣，
胸脘痞滿宇飽脹，噯腐厭食腹痛急。
針瀉天樞足三里，下脘內庭消食積，
腹瀉甚者灸陽明，天樞氣海疏氣機。

二、消痞化積

痰食交阻脘痞積，納呆體倦嘔噯氣，
消痞公孫配中脘，脾俞胃俞足三里。
痰瘀互結成瘕積，脇下疼痛調肝脾，
章門肝脾俞化積，痞根行間足三里。

三、軟堅消腫

氣滯血瘀漸凝聚，病機不同治法異，
外瘍初期腫脹硬，上下經脈循經取。
瘿氣腫脹呼吸急，扶突天突局部取，
外關行間針瀉法，內關尺澤平心悸。
瘰癧結核發於頸，腫脹作痛塊堅硬，
百勞翳風肘尖瀉，中渚豐隆火針奇。

第十五節　固澀法

一、止汗法

自汗盜汗症不同，辨證論治首當重，
陽氣虛弱腠理鬆，汗出不止又惡風，
舌淡脈緩合谷逢，復溜氣海陰陽中，
針灸大椎足三里，益氣固表衛陽充。
陰液虧虛面潮紅，夜寐汗出醒後懂，
心煩脈數舌質紅，陰郄後谿盜汗用，
復溜腧穴與肺通，三陰交會陰液送，
益氣養陰均補法，汗注不休頃刻終。

二、止遺法

小便失禁或頻數，膀胱不約腎氣弱，
若見小兒夜遺尿，均當固縛入腎絡。
腎俞關元膀胱俞，水道陰陵泉相佐，

足三陰會三陰交，多夢神門加心俞。

三、止瀉法

久瀉久痢積滯去，脾胃受傷腸失禁，
久瀉肛門欲脫急，完穀不化形神疲，
舌淡苔白脈無力，固澀止瀉天樞舉，
脫肛針補灸百會，關元長強足三里。

四、固精法

腎虛失藏精不固，夜夢遺精滑液多，
腰酸肢冷暈耳鳴，心悸健忘脈細弱。
腎俞精宮補腎絡，關元大赫把精奪，
三陰交通肝脾腎，神門太衝瀉相火。

五、固崩法

血崩初期實熱證，漏下久延氣血困，
漏下不止面無華，脈細虛弱舌淡徵，
關元歸來補脾腎，腎俞足三里來問，
艾灸隱白止崩漏，血海攝血固沖任。
血色鮮紅內熱症，煩躁不寐舌脈呈，
膈俞委中三陰交，養陰清熱氣血穩。

六、止帶法

帶下初期濕熱注，帶下色黃味穢濁，
口乾苔膩取帶脈，中極水道利濕速，
陰陵泉把瀉熱助，蠡溝肝絡宜散佈。

病久不治脾腎弱，帶下清稀不臭濁，
食少脈弱四肢乏，少腹冷痛腰酸墮。
帶脈大赫和曲骨，固澀止帶肝腎補，
針灸關元三陰交，腎經合穴加陰谷。

第十六節　祛痰法

一、理肺化痰

肺寒留飲痰清稀，咳嗽胸悶甚喘息，
苔白溫宣取風門，肺俞天突膻中驅，
太淵肺原益滋陰，背部各穴加灸理。

邪熱傷肺清肅逆，咳痰黃粘難咯棄，
苔黃脈數煩熱渴，尺澤孔最合與郄，
曲池合谷清熱餘，再配風門痰熱祛。

二、扶脾化痰

脾陽不振水濕聚，痰多色白咯吐易，
胸脘痞悶食無味，體倦頭眩苔濁膩。
肺俞脾俞土生金，針瀉中脘足三里，
健脾化痰陰陵泉，風池百會頭眩癒。

三、溫陽化飲

脾腎陽虛水不化，怯寒肢冷納食差，
咳嗽氣逆甚喘息，痰稀舌淡苔白滑，
胃呆便溏胸脘雜，膻中脾腎俞穴紮，

針灸治法與處方歌訣

針補關元足三里，更宜加灸促溫化。

四、袪風化痰

外感咳痰針魚際，風門尺澤合谷集，
肝風咳痰頭暈痛，脈象弦滑苔厚膩，
針瀉百會風池取，豐隆外關太衝宜。

第十七節　保健法

一、常用強壯保健腧穴

常用強壯保健穴，臟腑俞募原當先，
神闕關元膏肓俞，氣海大椎命門選，
三里防病又延年，經穴灸法臨證辨，
古訓重灸有經驗，長生不老療效顯。

二、補虛防病針灸法

(一)理肺益氣法

肺氣虛弱易感冒，咳嗽氣喘患肺癆，
艾灸肺俞膏肓俞，氣海足三里穴保。

(二)調補脾胃法

腹瀉納差脾胃虛，便溏消瘦精神疲，
神闕脾俞隔薑灸，中脘三里補胃脾。
防治肝炎病毒襲，大椎關元足三里，
先針後灸三陰交，扶正袪邪有能力。

(三)養心安神法

心氣虛弱心慌悸，言語少氣動氣急，
心俞關元膏肓俞，足三里灸補心氣。

(四)健腦益智法

用腦過度難入睡，健忘頭暈心驚累，
養心安神足三里，大椎神門灸百會。

(五)補腎壯陽法

腎氣虛弱致陽痿，遺精早洩性欲退，
腎俞命門足三里，關元艾灸顯神威。
尿多難控餘瀝隨，中極溫灸小便慰，
固澀胞宮陰陵泉，膀胱約束力充沛。

(六)培本保元法

培本保元能長壽，每天睡前用艾灸，
穴取關元足三里，保健養生常年灸。

(七)預防中風法

預防中風在平時，常灸關元三里知，
三陰交等益肝腎，防患未然卒中止。
頭昏眼花肢麻時，便是中風先兆至，
針瀉百會足臨泣，太衝內關行針刺。
再灸湧泉風陽制，預防卒中暴發至。

(八)消除疲勞法

臟腑器官功能低，頭暈懶言身乏力，
至陽氣海針後灸，針取大椎足三里。
曲池治療上肢疲，再配合谷手三里，
下肢伏兔承山取，腎俞委中解腰疾。

(九)冬病夏治法

冬病夏治在伏天，哮喘慢支效最顯，
大椎風門膏肓俞，肺俞敷貼當首選。

第十八節　減肥法

一、清泄脾胃法

清泄脾胃減肥法，食旺肥胖適用它，
面色紅潤便乾秘，舌紅苔黃脈實察。
口乾喜飲熱汗灑，中脘梁門胃腑紮，
曲池合谷足三里，內庭清泄重提插。
腹部肥胖天樞加，大橫氣海針瀉法，
高血脂取陰陵泉，豐隆化濁降脂誇。
肝陽偏亢高血壓，太衝陽陵泉攻伐，
平熄肝風足臨泣，三陰交把脾熱下。

二、益氣健脾法

脾虛痰濕身肥胖，腹大下垂面白蒼，

肌肉鬆弛四肢冷，行寒嗜睡又健忘，
動則少氣脘腹脹，便秘便溏都不暢，
舌淡苔白多苔膩，脈象濡弱脈不強，
或見脘腹痞滿狀，嘔惡少食繼發胖。
脾俞胃俞助運化，腎俞灸之補腎陽，
益氣健胃中脘上，氣海三里健脾陽，
便溏天樞上巨虛，水分水道小便暢，
陰陵泉可消腫脹，濕困陽氣灸至陽，
大椎通督以強壯，倦怠消失精神爽，
胸脘痞悶視症狀，內關中脘靈活方。

三、溫腎壯陽法

真元不足精不布，全身肥胖顯腿部，
大腿臀部肉鬆弛，四肢倦怠氣短促，
怯寒少尿身腫浮，納食不旺性淡木，
脈象沉細舌齒痕，男子乳大繼胖著。
針補腎俞和脾俞，命門針後先天固，
中脘氣海助運化，精氣布化積蓄疏。
氣短肢冷神闕補，關元灸補元陽注，
陽痿早洩性欲退，男女求本把精固，
氣海關元強筋骨，再配大赫壯陽俞，
臀腿肥胖取環跳，髀關風市瀉伏兔。

四、養陰潛陽法

脾胃蘊熱陰津傷，心胸煩熱身肥胖，
口乾咽燥面潮紅，失眠多夢又健忘，

夜間盜汗需潛陽，後谿陰郄經驗方，
大椎間使與復溜，神門通里不心慌。
遺精精宮腎俞養，關元止遺補中央，
地機太衝三陰交，閉經氣海補原肓，
耳針體針協同上，電針鍛鍊食療防。

第十九節　美容法

一、治面部皺紋法

面部皺紋須知曉，擠壓習慣和衰老，
年老皮下脂肪少，面部美容針要小。
平斜透刺加艾條，攢竹印堂阿是找，
額紋陽白頭臨泣，魚尾紋加瞳子髎。
太陽絲竹空魚腰，笑紋地倉和巨髎，
迎香耳針都治療，血液循環皺紋消。

二、治黑痣法

去痣方法有許多，冷凍鐳射藥物除，
針灸點刺火針灼，高溫灼燙使之脫。

三、治痤瘡法

痤瘡俗稱青春痘，男多於女面部尤，
尺澤列缺足三里，曲池內庭肺胃首。
合谷太陽陽白候，局部輕刺針穴透，
頰車攢竹和四白，迎香顴髎下關奏。

溫水清洗忌擠壓，飲食清淡耳壓術。

四、治扁平疣法

肝虛血燥筋不榮，風熱客肌扁平疣，
曲池合谷三陰交，血海膈俞風池求，
面部陽白顴髎用，迎香頰車氣血湧，
疣體最大病程長，速刺基底撚轉弄。

五、治白癜風法

七情內傷肝鬱結，氣機不暢複感邪，
皮肉變色生白癜，重灸局部加耳穴，
皮膚針叩見充血，耳埋撳針膠布貼，
神門交感內分泌，肺面額頸白斑解。

六、治斑禿法

風熱血虛見油風，氣滯血瘀成斑禿，
局部平刺向正中，得氣出針艾灸用。
風池針瀉以祛風，心膈脾俞補血頌，
足三里與三陰交，健運脾胃促發榮。
皮膚叩刺漸朝中，繞刺重刺隨證從，
如見嫩發改輕刺，調補太陽經血濃。

七、治酒渣鼻法

鼻子前端膚發紅，鼻尖鼻翼結節隆，
肥大擴展頰額頦，病程三期熱勢衝。
清泄肺胃合谷中，局部取穴原則重，

尺澤足三里內庭，迎香地倉消紅腫。
巨髎顴髎刺面頰，印堂上星額眉中，
素髎放血活氣血，局部輕刺四肢重，
上下遠近交替針，耳針淺刺隔日用。

八、治斜視法

風射瞳子視不正，斜視補俞肝脾腎，
穴取太衝足三里，眼部針刺要謹慎。
外斜晴明攢竹征，魚腰風池養老騁，
內斜太陽絲竹空，球後瞳子髎穴等。
合谷光明四肢承，眼區得氣後留針，
眼周重叩皮膚針，三陰交刺目牽正。

九、治眼瞼下垂法

補養脾腎壯眼肌，穴取風池與太谿，
肝脾腎俞三陰交，調補血氣足三里。
合谷養老局部取，陽白魚腰晴明提，
絲竹空與瞳子髎，合谷養老增肌力。
再配耳針皮膚擊，加強得氣與刺激，
叩擊督脈膀胱經，提高機體免疫力。

十、治神經性皮炎法

神經皮炎症局限，皮膚損害成苔癬，
多見頸項額眼瞼，伴有四肢腰背間。
西醫稱之牛皮癬，似牛項皮頑硬堅，
責之熱邪襲肌膚，祛風清熱加涼血。

風池曲池袪風邪，膈俞血海活氣血，
提插針瀉三陰交，局部圍刺瘙癢歇。
久病體衰補虛血，針補肝俞脾俞穴，
耳針皮膚針脊柱，膚紅少血艾灸攜。

十一、治黃褐斑法

調補氣血法為主，肝俞脾俞和腎俞，
足三里與三陰交，針灸手法應為補。
細針淺刺色斑部，顴髎迎香四白屬，
耳針埋針或壓丸，益氣養血潤皮膚。

第二十節　戒菸戒毒法

一、針刺戒菸

戒菸耳針配體針，以清肺胃內熱盛，
耳穴肺口皮質下，氣管內分泌神門。
腎上腺穴調精神，迎香地倉用電針，
輸出強度能夠忍，合谷三里把效增。

二、針刺戒毒

針刺戒毒有觀察，調治心理簡廉法，
耳穴交感神門穴，肝肺腎穴電針插。
輕鬆活躍信心大，各方治療大步跨。

第三章　針灸治法與處方

第一節　六淫病治法與處方

一、風病治法

(一)疏風解表法

【治法處方】

外感風寒頭身痛，惡寒發熱咳聲重，
無汗流涕脈浮緊，舌苔薄白舌質紅。
外感**大椎**❶刺要雄，**風門風池**以祛風，
外關解表迎香❷通，咳甚加瀉肺俞用。

【操作手法】

以上諸穴針用瀉法，留針 20 分鐘，大椎、風門加艾條溫灸，至皮膚潮紅為度。

(二)疏風清熱法

【治法處方】

惡寒輕而發熱重，頭痛咽疼乳蛾腫，

---

❶黑體字為處方主穴。
❷正楷字為處方配穴。

口渴咳嗽脈浮數，舌苔薄黃舌淡紅。

諸陽之會**大椎**宗，**風池**解表治頭痛，

滎穴**魚際**宣肺熱，曲池**合谷**合原從。

頭痛甚者太陽中，開腠解表散熱風，

少商刺絡消咽腫，咳甚列缺肺絡通。

【操作手法】

以上諸穴針用瀉法，間歇留針 10～15 分鐘。太陽，用瀉法強刺後，出針搖大針孔，令稍出血；少商，用三棱針淺刺出血。

(三)疏風化濕法

【治法處方】

惡寒發熱身不揚，頭重肢困汗不暢，

骨節疼痛苔白膩，舌淡脈濡數心暈。

風池外關祛風長，**合谷**清熱原大腸，

足三里與**陰陵泉**，嘔惡中脘內關降。

【操作手法】

足三里、陰陵泉針用平補平瀉，餘穴均用瀉法，留針15分鐘。

(四)祛風通絡法

【治法處方】

風中經絡口眼斜，**風池**疏散風寒瀉，

頰車地倉足陽明，**四白陽白**多氣血。

手足陽明之分野，局部**攢竹**水溝穴，

合谷善治頭面疾，翳風夾承漿詳榷。

風中經絡身不遂，初病患側針法瀉，
肩髃曲池手三里，**外關合谷**相互攜。
中風後遺下肢截，**環跳髀關伏兔**決，
筋會**陽陵足三里**，髓會**絕骨解谿**穴，
三陰交治水虧竭，中風偏枯**風市**穴；
大椎肩髎和臂臑，循經取穴經驗曰，
中泉後谿腰陽關，丘墟崑崙陰市穴，
舌強語蹇加啞門，廉泉疏經開竅絕。

【操作手法】

　口眼喎斜除合谷外，均取患側腧穴，初起針用瀉法輕刺，宜多加溫灸，1 週後改用補法，手法亦逐漸加重，2 週後可加用電針治療，針灸以後均可配合患側拔火罐。半身不遂一般均刺病側腧穴，針刺一般較深，採取透刺手法，初起針用瀉法，2 週後改用平補平瀉法，病久者宜用補法，並可配合電針、溫灸和拔火罐。

(五)祛風蠲痹法

【治法處方】

　祛風蠲痹為大法，分部循經取穴絜，
局部遠道相結合，治標治本綜合它。
風寒濕痹灸加罐，風濕熱痹刺絡加，
行痹風勝加風門，血海行血風自化。
痛痹寒勝命門加，關元艾灸針補法，
著痹濕勝陰陵泉，三陰交等促運化。
熱痹曲池強瀉法，合谷兼解表證佳。
顳頷部痛取**下關**，**頰車**穴在**聽宮**下。

頸項風池與天柱，百勞大椎列缺轄。
肩井髃髎肩內陵，天宗曲池治肩胛。
肘痛曲池手三里，尺澤少海天井加。
腕部外關陽谿池，中泉腕骨止痛遐。
手部痹痛取後谿，合谷八邪阿是紮。
脊痛宜取夾脊穴，督脈還需委中加。
腰背取穴膀胱經，委中臨證辨證法。
骶骼四髎腰陽關，委中中膂俞穴啥。
髖股部痛取環跳，髀關伏兔風市加，
承扶殷門陽陵泉，委中除痹通絡佳。
膝痛梁丘與血海，鶴頂膝眼曲泉納，
陽陵泉與膝陽關，行氣活血利痹達。
小腿踝足與跟部，承筋承山陽交插，
三陰交與陰陵泉，丘墟申脈照海搭，
懸鐘崑崙太解谿，八風太衝公孫加。
湧泉水泉足臨泣，辨證補瀉灸罐拔。

【操作手法】

　　以上諸穴針用瀉法，留針 30 分鐘，除熱痹外，均可加艾條溫灸或用溫針灸，肌肉豐滿處還可加拔火罐。熱痹三棱針在局部散刺出血，或用皮膚針重叩出血，亦可採用刺血拔罐法。痛痹加命門、關元，針用補法；著痹加陰陵泉、三陰交，平補平瀉；熱痹加曲池、合谷，皆用瀉法強刺。

(六) 祛風止痙法

【治法處方】

　　惡寒發熱身煩躁，牙關緊閉面苦笑，

項背強直甚反張，舌紅苔黃脈象曉。

大椎風池祛風表，**筋縮**絡肝舒筋調，

肝俞曲池和**合谷**，**陽陵泉**配**三陰交**。

牙關緊閉下關兆，尿閉中極水道消，

便秘支溝與承山，共奏舒筋止痙妙。

【操作手法】

以上諸穴針用瀉法，但刺激不宜太強，否則容易引起痙攣發作，宜久留針，每次可達 12～24 小時。待症狀好轉後，亦可改用皮內針留置 2～3 天。

二、寒病治法

(一)發表散寒法

【治法處方】

寒邪外束見表寒，寒重熱輕身無汗，

頭項強痛關節痛，舌苔薄白質紅淡。

風門大椎諸陽關，**合谷風池**瀉散寒，

針補**復溜**開腠理，肺俞膻中咳喘緩。

【操作手法】

大椎、風門、風池、合谷針用瀉法淺刺，留針 30 分鐘；大椎、風門、風池 3 穴同時加艾條溫灸，或出針後，用隔薑片灸 5～7 壯。復溜用補法留針。

(二)溫中祛寒法

【治法處方】

寒邪入裏傷腸胃，脘痛急痛遇寒畏，

腸鳴腹瀉喜按暖，肢冷面白嘔清水。

天樞中脘募穴配，**氣海**灸罐散寒威，

內關足三里健胃，神闕溫灸止痛最。

【操作手法】

以上諸穴先瀉後補，深刺久留，脘腹部腧穴，同時用艾條溫灸。吐瀉不止，四肢厥冷者加神闕，用填鹽灸 7〜10 壯。針灸後，中脘、天樞、氣海 3 穴並可加拔火罐。

(三)逐寒回陽法

【治法處方】

突發寒戰面色青，脘腹絞痛四肢冰，

瀉下清稀吐清水，甚者昏迷神不清。

神闕回陽固脫行，**中脘關元天樞**請，

氣海振元益真火，**公孫足三里**納運。

氣脫**百會**可升清，**水溝**開竅促腦醒。

【操作手法】

以上諸穴除神闕外，針用溫補手法深刺，留針 30〜60 分鐘，用雀啄灸法，對腹部腧穴灸 20〜30 分鐘；神闕用填鹽灸，百會針入後加艾條溫灸。

(四)逐寒袪濕法

【治法處方】

寒濕傷陽頭身重，脘滿納呆面身腫，

腹瀉舌淡苔白膩，帶下清稀伴經痛。

脾俞腎俞灸溫中，**關元氣海**益氣功，

足三里合**陰陵泉**，健運利水消浮腫。

泄瀉甚者天樞用，脘滿甚者中脘鬆，

帶下綿綿補帶脈，三陰交穴瀉經痛。

【操作手法】

陰陵泉針用瀉法，其餘各穴均用補法加灸，留針 30 分鐘。脘滿甚者加中脘，針以瀉之；經行腹痛加三陰交，針用瀉法。

三、暑病治法

(一)清暑泄熱法

【治法處方】

盛夏中暑若多汗，身熱頭昏燥不安，

面赤氣粗口渴飲，胸悶心悸周身軟。

大椎内庭曲池攬，調氣降逆瀉**内關**，

清内解外原**合谷**，釜底抽薪**湧泉**悍。

頭痛太陽宜竅然，針瀉復溜止多汗，

煩渴甚者廉泉酣，清熱生津又斂汗。

【操作手法】

以上諸穴針用瀉法，刺激宜強，間歇留針 20～30 分鐘。汗出過多者合谷改用補法，並加復溜，針用瀉法；頭痛甚者加瀉太陽，並可用三棱針點刺出血。

(二)清暑開竅法

【治法處方】

中暑猝然昏倒地，壯熱無汗氣喘息，

四肢厥冷伴神昏，譫語煩躁病情急。

刺絡**曲澤十二井**，**委中十宣**洩熱熄，

水溝百會以醒腦，手法涼瀉強刺激。

重瀉**勞宮**與**湧泉**，清心降火神明啟，

調節陰陽泄暑熱，開竅蘇厥疏心氣。

【操作手法】

曲澤、委中、十宣或十二井穴均用三棱針點刺出血；水溝、勞宮、湧泉、百會，針用涼瀉手法，刺激宜強，間歇留針 20～30 分鐘。

(三)清暑熄風法

【治法處方】

高熱頭痛面色紅，神昏譫語身躁動，

四肢抽搐苔色黃，脈象弦數舌絳紅。

清泄暑熱止動風，刺絡**曲澤**與**委中**，

水溝督脈陽明會，開竅蘇厥安神功。

滋陰降火瀉**湧泉**，清心開竅滎**勞宮**。

解攣針瀉**陽陵泉**，平肝熄風原**太衝**。

合穴**曲池**助清熱，小腿轉筋承山用，

腹肌攣痛加天樞，共奏清暑和熄風。

【操作手法】

曲澤、委中用三棱針點刺出血，其餘諸穴，均用涼瀉手法，間歇留針 20～30 分鐘。

(四)清暑化濕法

【治法處方】

暑濕傷人身覺重，身熱不揚頭疼痛，

胸悶脘痞汗不解，舌苔黃膩舌質紅。

針瀉陽明蘊熱烘，腑會**中脘**和胃中，

曲池合谷與**內庭**，**陰陵泉足三里**用。

大便溏泄暑熱中，天樞清熱化滯功。

【操作手法】

以上諸穴針用瀉法，間歇留針 20 分鐘。

四、濕病治法

(一)清化表濕法

【治法處方】

惡寒發熱熱不甚，頭重而脹肢酸困，

舌淡苔膩脈象濡，納呆脘痞心胸悶。

大椎合谷泄熱盛，**陰陵泉**來化濕滲，

內關調氣**足三里**，頭重太陽通竅門。

【操作手法】

以上諸穴針用瀉法，間歇留針 10～20 分鐘。

(二)祛濕升清法

【治法處方】

頭昏重痛如帛蒙，胸脘痞悶體困重，

泛惡耳鳴苔白膩，脈象濡滑舌淡紅。

百會印堂升陽空，**太陽**通竅開閉蒙，

運脾祛濕**三陰交**，祛濕除痰瀉**豐隆**。

耳鳴**翳風**與**聽宮**，通絡開竅使耳聰，

胸悶泛惡加**內關**，共奏升清降濁功。

【操作手法】百會、印堂針用補法，其餘諸穴均用瀉法，留針 20 分鐘。

(三) 化濕和中法

【治法處方】

　　濕阻中焦食慾減，胃脘痞滿口中粘，
　　便溏惡嘔舌淡胖，舌苔白膩脈濡聯。
　　脾俞中脘化濕戀，健脾利濕**陰陵泉**，
　　寬胸降逆瀉**內關**，**三里**天樞燥濕便。

【操作手法】

　　脾俞、足三里針用補法；中脘、內關、陰陵泉，施輕瀉手法，留針 10〜20 分鐘；脾俞、中脘並可加艾條溫灸。大便溏泄甚者，加補天樞，針灸並用。

(四) 滲濕利水法

【治法處方】

　　脘滿納呆胸膈痞，小便不利或癃閉，
　　甚者肢腫便溏泄，舌淡或胖苔白膩。
　　脾俞腎俞灸補益，**水道**疏通三焦渠，
　　三焦肺俞陰陵泉，補陽化氣水濕利。
　　癃閉膀胱俞中極，肢體浮腫水分宜。

【操作手法】

　　脾俞、腎俞針用補法，留針 20 分鐘，同時用艾條溫灸；肺俞、三焦俞、水道、陰陵泉針用瀉法，間歇留針。小便癃閉加膀胱俞、中極，以針瀉之，刺激宜強；肢體浮腫加水分，以灸為主。

五、燥病治法

(一)清燥潤肺法

【治法處方】

乾咳無痰或痰少,黏稠難出鼻口燥,

咽喉乾痛脈細數,舌邊尖紅苔津少。

針瀉**肺俞**清熱燥,**尺澤魚際**針瀉剿,

照海針補腎陰蹻,清肺化痰生津潮。

發熱曲池合谷效,清內達外肅肺燥。

胸痛膻中配內關,理氣和絡舒胸擾。

【操作手法】

肺俞、尺澤、魚際針用瀉法,照海針以補法,留針
15～20分鐘。

(二)生津潤肺法

【治法處方】

口乾咽燥目乾澀,鼻乾唇裂或乾咳,

渴欲飲水脈細數,少苔少津舌紅色。

湧泉育陰生津舍,**廉泉**生津如甘蔗,

照海太谿三陰交,降火利咽壯水澤。

乾咳肺俞與尺澤,清肺化痰潤燥則,

天樞支溝潤大腸,睛明四白治目澀。

【操作手法】

以上諸穴針用輕補手法,留針15～20分鐘。

六、火病治法

(一)清熱瀉火法

【治法處方】

　　高熱煩躁鼻出血，咽痛頭痛瘡癰攜，
　　尿赤苔黃舌紅絳，脈象滑數辨熱邪。
　　曲池合谷內庭穴，涼瀉手法有間歇，
　　曲澤委中為合穴，三棱針刺點出血。
　　神譴水溝湧泉瀉，尺澤魚際衄咯血，
　　斑疹膈俞血海刺，便秘天樞支溝接。

【操作手法】

　　曲池、合谷、內庭，針用涼瀉手法，刺激宜強，間歇留針 20～30 分鐘。曲澤、委中均用三棱針點刺出血。水溝、湧泉瀉法，刺激宜強，反覆提插捻轉；下血、斑疹加膈俞、血海，便秘加支溝、天樞，均用涼瀉手法，強刺激，間歇留針。

(二)清火解毒法

【治法處方】

　　憎寒發熱咽喉痛，疔瘡丹毒腮頰腫，
　　舌質紅絳苔黃膩，脈象滑數或數洪。
　　曲池合谷治毒癰，**血海**涼血刺**委中**，
　　清熱瀉火加**尺澤**，泄毒祛瘀清火炯。
　　喉痹肺胃鬱火癰，少商魚際內庭用；
　　痄腮痰火滯少陽，翳風外關瀉毒慫；

疔瘡心俞靈台詠；頭面丹毒內庭弄，

下肢三陰交清利，散刺拔罐熱邪控。

【操作手法】

尺澤、委中用三棱針點刺出血，其餘各穴均用涼瀉手法，刺激宜強，間歇留針 30 分鐘。喉痹去委中、血海，加少商、魚際、內庭，少商三棱針點刺出血；疿腮去委中、血海，加翳風、外關瀉法；癤腫初起，局部用隔蒜灸 3～5壯；「紅絲癤」在紅絲盡頭及紅絲上每隔 2～3 公分，用三棱針點刺出血；下肢丹毒加用三棱針或皮膚在紅腫周邊散刺出血，並可加拔火罐。

（三）清熱熄風法

【治法處方】

高熱神昏時譫語，煩躁抽搐牙關閉，

兩目上視甚反張，舌降苔焦證危急。

瀉**大椎**解項強急，**百會水溝**醒腦兮，

十二井穴或**十宣**，**合谷太衝**四關※續。

清熱開竅肝風熄，**湧泉**滋水清心疾，

痰多滌痰豐隆加，口噤下關頰車取。

【操作手法】

十宣或十二穴用三棱針點刺出血，其餘各穴均用涼瀉手法，間歇留針 30 分鐘。

※四關：合谷為手陽明之「原」，太衝為足厥陰之「原」，二穴合用，針而瀉之，謂之「開四關」。

【附】　瘧病治法

祛邪截瘧法

【治法處方】

　　治瘧**大椎**針感要，四五胸椎以下妙，

　　後谿通督驅邪出，**外關**陽維泄三焦。

　　瘧邪常半裏半表，針感不好加陶道，

　　嘔惡內關足三里，熱盛曲池合谷調。

【操作手法】

　　熱多寒少或但熱不寒者，用捻轉結合提插瀉法，緊提慢按，刺激宜強，大椎針感最好能到達第 4～5 胸椎以下，如針感難以下達，可再加刺陶道穴；寒多熱少或但寒不熱者，針用補法，緊按慢提，刺激亦宜強，得氣後留針加艾條懸灸或用溫針灸法。留針 30 分鐘，以瘧發前 2 小時左右針治為佳，每日 1 次。

【適應證】

　　本法適用於瘧邪伏於半表半裏之證。間日瘧、3 日瘧可以參照此法治療。

第二節　痰飲病治法與處方

一、痰病治法

(一)溫化寒痰法

【治法處方】

　　胸悶咳喘反覆發，時輕時重痰鳴夾，

痰白清稀形怯冷，舌淡苔白脈沉滑。

肺俞天突針瀉法，止咳平喘痰溫化，

中脘豐隆溫中宮，**腎俞氣海**針補它。

嘔吐甚者**內關**加，和胃降逆重提插；

咳喘甚者**定喘**加，肅降肺氣咳喘納。

【操作手法】

　　肺俞、天突、中脘、豐隆，針用瀉法，腎俞、氣海針用補法。留針 30 分鐘，同時加艾條溫灸，咳喘甚者加定喘；嘔吐甚者加內關，均用瀉法久留針。

(二)清化熱痰法

【治法處方】

　　發熱胸痛咳嗽促，面赤心煩痰黃稠，

　　舌紅苔膩脈滑數，胸悶尿赤驚悸忡。

　　肺俞魚際泄肺熱，迎奪瀉子**尺澤**中，

　　曲池合谷解外憂，**豐隆**化痰利膈鬆。

　　膻中內關寬胸擴，**心俞神門**寧心祟，

　　狂妄**風府水溝**瀉，**大陵中衝**清心中。

【操作手法】

　　以上諸穴均用捻轉結合提插的涼瀉手法，刺激宜強，間歇留針 20～30 分鐘，若高熱胸痛，咳喘痰血等症狀重者，可結合水針療法，取青黴素 40 萬單位（皮試驗陰性後用），鏈黴素 0.25 克，溶解於 2 毫升生理鹽水內，取肺俞、曲池 2 穴，按水針操作方法，每穴各注入 0.5 毫升，1日 2 次。

(三)燥濕化痰法

【治法處方】

咳嗽痰多質白稀，易咯納呆胸脘痞，

腹脹肢困舌淡胖，脈滑或濡苔白膩。

肺俞中脘豐隆瀉，**脾俞**針補和胃理；

陰陵泉合水濕利，**足三里**合散飲液。

痰鳴哮喘定喘須，天突平喘以降逆，

惡嘔甚者加**內關**，健脾燥濕化痰劑。

【操作手法】

肺俞、中脘、豐隆，針用瀉法；脾俞、陰陵泉、足三里針以補法，留針 20 分鐘，各穴均可配合艾條溫灸。

(四)理氣化痰法

【治法處方】

情志抑鬱胸部悶，脇痛噯氣咽部梗，

有如梅核咯不出，脈象弦滑舌淡徵。

疏肝解鬱瀉**期門**，氣會**膻中**寬胸悶，

理氣降逆**內關**絡，**天突廉泉**局部稱。

頭暈善怒太衝捫，夜寐不安瀉神門。

【操作手法】

以上諸穴均用瀉法，間歇留針 20 分鐘。

(五)祛風滌痰法

【治法處方】

頭暈如旋眩耳鳴，突發昏倒人不醒，

抽搐痙厥口流涎，脈弦滑見苔厚膩。

風府絡腦風邪滅，**風池**平肝膽沖逆，

太衝清熱又潛陽，開竅醒腦**百會**頂，

豐隆胃絡走脾經，**內關**滌痰寬胸動。

昏厥水溝以醒腦，抽搐神聰能止痙。

【操作手法】

以上諸穴針用瀉法，刺激宜強，要反覆提插捻轉，間歇留針 30 分鐘。

(六)消痰軟堅法

【治法處方】

瘰癧證見耳下部，頸側腋胯之間處，

如豆如杏皮不變，或伴潮熱盜汗出。

癭瘤證見結喉處，一側兩側漫腫突，

觸可質軟或質硬，或見善饑眼突出。

百勞抗勞瘰癧除，經驗效穴**天井**助，

古云無痰不成核，消痰軟堅刺局部。

頸三至**五夾脊**部，痰氣瘀頸氣血疏，

天突水突溫針灸，破瘀散結癭瘤部。

陰虛火旺太谿補，瀉降心火神門屬，

足三里內庭瀉火，滋陰三陰交輸布，

平肝瀉火太衝滌，解鬱睛明刺眼部，

間使陰郄斂汗陰，補瀉行間治易怒。

【操作手法】

百勞、天井針用平補平瀉手法，出針後用隔蒜灸 5～7 壯；痰核局部，根據痰核大小，選用 28 號～26 號 25～40

毫米毫針，左手捏住痰核，右手持針，在核上刺2～3針，其深度以超過痰核中心，但不穿透痰核為度，用蓮子大艾炷溫針灸5～7壯，隔日1次。

頸椎3～5夾脊穴，針用瀉法，刺激宜較強；天突穴針尖向下，緊靠胸骨後方刺入，要特別注意掌握針刺深度，避免刺傷氣管，或縱隔內大血管，必要時捨棄不用。

水突針尖向瘤體部斜刺，使針能穿過瘤體，深達瘤體對側，但以不穿透瘤體為度，行小幅度提插捻轉；癭瘤局部，根據瘤體大小，採取梅花狀針法，即中心直刺1針，周圍斜刺4～5針，針刺深度，均以能穿過瘤體，但又不穿透瘤體為度，行小幅度提插捻轉，留針15～20分鐘。

也可加用溫針灸3～5壯。針刺深度，均以能穿過瘤體，但又不穿透瘤體為度。在針刺水突穴和癭瘤局部時，有時可出現心率變慢，血壓下降，患者面色蒼白，頭昏心慌等反應，一般出針後休息片刻即可恢復，故必須採用仰臥位治療為妥。

潮熱盜汗瀉間使、補陰郄；心悸失眠瀉神門、補太谿；消穀善饑瀉足三里、內庭；善怒手顫補三陰交、瀉行間；面赤眼突瀉太衝、睛明平補平瀉。

二、飲病治法

(一)溫陽化飲法

【治法處方】
消瘦納呆腹滿脹，漉漉水聲在胃腸，
胃脘冷痛頭昏眩，舌苔白膩質淡胖。

溫陽健脾利水綱，**中脘脾俞**背俞上，

陰陵泉和**足三里**，**天樞**為募在大腸，

利水蠲飲**水道**忙，關元命門補元陽，

頭眩百會止暈晃，風池升清降濁彰。

【操作手法】

以上諸穴針用溫補手法，留針 30 分鐘，同時用艾條溫灸，形寒怯冷者加關元、命門，以灸為主。

(二)逐飲和絡法

【治法處方】

胸悶氣短胸脇痛，呼吸咳嗽痛加重，

或有寒熱與往來，苔薄白黃舌淡紅。

肺俞肅肺水道通，**脾俞**健脾水濕送，

章門脾募蠲水飲，**京門**腎募止脇痛，

水飲**陰陵泉**疏逐，化濕逐飲肝絡通，

寒熱往來大椎攻，外關和解少陽蒙。

【操作手法】

以上諸穴針用瀉法，間歇留針 15～20 分鐘，無發熱者，可配合艾條溫灸。

(三)溫肺化飲法

【治法處方】

咳逆倚息氣又短，面肢浮腫白沫痰，

脈象弦滑或弦緊，舌苔白膩質胖淡。

肺俞風門疏風寒，**豐隆**胃絡蠲濁頑，

膻中調達心肺氣，**天突太淵**肅肺痰。

風寒表證大椎散，心俞通陽強心善，

浮腫陰陵泉利水，化痰通脈行滯攬。

【操作手法】

肺俞、心俞針用溫補手法，餘穴均用瀉法，胸背部 4 穴，並宜多灸。

(四) 發汗散飲法

【治法處方】

四肢微腫身疼重，或兼煩躁發熱烘，

或兼發熱又惡寒，脈象浮數舌淡紅。

大椎風門陽氣通，針瀉**肺俞膀胱俞**，

合谷復溜解表汗，再配曲池求同功。

【操作手法】

大椎、風門、肺俞、膀胱俞、合谷、曲池穴針用瀉法，復溜針用補法，刺激均宜較強，留針 20 分鐘，同時用艾條溫灸。

第三節　氣血病治法與處方

一、氣病治法

(一) 補氣益元法

【治法處方】

面色㿠白神疲乏，少氣懶言納食差，

頭暈心悸舌淡胖，苔薄白脈細弱拿。

膻中氣海宗氣納，**關元脾俞**促升化，

培土**足三里**健脾，益氣升陽百會佳。

自汗津津合谷加，復溜固表斂汗下。

【操作手法】

以上諸穴除復溜外針用補法，留針 15～20 分鐘，同時用艾條溫灸。氣海、關元、足三里，最好用麥粒大艾炷直接灸，每日 1 次，每次灸 3 壯，連灸半月，休息半月。

(二)補氣固脫法

【治法處方】

面色蒼白汗淋漓，目合口張血壓低，

脈象細微或芤大，舌質淡胖便自遺。

關元氣海氣關隘，**神闕百會**升陽舉，

神昏水溝以升壓，針刺素髎呼吸。

【操作手法】

關元、氣海、百會針用補法，強刺激，連續提插捻轉 3～5 分鐘；出針後，用綠豆大艾炷直接灸 7～10 壯；神闕用填鹽灸 7～10 壯。神志不清者加刺水溝、素髎，強刺激間歇留針 20～30 分鐘。

(三)理氣行滯法

【治法處方】

胸脇滿悶痛走竄，咳嗽氣促矢氣傳，

痞滿納呆和噯氣，脈象弦細舌質淡。

氣會**膻中氣海**攬，**內關**宣通拓胸寬，

理氣暢中**足三里**，脘脹痛甚加中脘。

肺氣壅滯肺俞轉，行血宣痺心俞辦，

肝氣鬱滯肝俞理，天樞通腑導滯安。

疝痛去**膻中內關**，歸來曲泉疏泄肝，

兩脅脹痛加章門，理氣行滯調脾肝。

【操作手法】

以上諸穴針用瀉法，間歇留針 20 分鐘，胸腹諸穴可配合艾條溫灸。腹部脹痛甚者去膻中，加瀉天樞；氣滯疝痛去膻中、內關，加瀉歸來、曲泉。

(四)理氣降逆法

【治法處方】

肺氣上逆咳喘促；胃氣上逆呃逆楚；

肝氣上逆頭痛眩，或覺腹氣沖咽堵。

膻中氣會氣海注，理氣降逆**三里足**，

肺氣上逆加肺俞，肺肅止咳刺天突，

中脘內關平嘔呃，肝俞太衝肝氣疏。

【操作手法】

以上諸穴針用瀉法，刺激宜較強，間歇留針 30 分鐘。

(五)開竅啟閉法

【治法處方】

驟然神志見昏迷，面赤唇紫氣粗息，

雙手握固牙緊閉，舌紅或紫苔黃膩。

十宣刺血**十二井**，**水溝百會**促腦醒，

合谷太衝疏肝氣，調節陰陽開竅閉。

尺澤豐隆化痰滌，曲池風市以鎮痙，

湧泉曲澤刺瀉火，血海陽陵泉祛瘀。

【操作手法】

方中十宣、曲澤用三棱針點刺出血，其餘各穴均用瀉法，刺激宜強。間歇留針 20～30 分鐘。

二、血病治法

(一)益氣補血法

【治法處方】

面色萎黃神不振，心悸失眠頭發昏，

經期量少色淡紅，脈象細弱舌淡徵。

腎俞益腎精血生，**膈俞氣海**氣血襯，

化源**脾俞足三里**，補益脾腎主方成。

心悸失眠**心俞**問，**神門**養心以安神，

肝血不足頭眩暈，**肝俞百會**養肝賑。

【操作手法】

以上諸穴針用補法多灸，足三里穴最好用麥粒大艾炷直接灸法，每日 3 壯，連灸 2 週，休 2 週，再灸如前法。

(二)養血熄風法

【治法處方】

頭暈眼花視模糊，面色萎黃肢麻木，

手足顫動脈弦細，膚癢舌淡苔薄主。

風池熄風定眩速，健運**脾俞三里足**，

肝俞腎俞益肝腎，益氣養血填精儲。

三陰交補水涵木，合谷陽陵泉顫除，

暈眩百會併太陽，血海曲池瘙癢無。

【操作手法】

方中風池針用輕瀉手法，其餘諸穴，均用補法留針，同時加艾條溫灸。足三里穴灸同前法。

(三)活血化瘀法

【治法處方】

血瘀病位雖不同，症狀各異不離宗，
心俞膈俞三陰交，**血海**四穴主方統。
瘀阻腦絡加風府，百會行瘀腦絡通；
頭痛風池並太陽，合谷通竅袪瘀痛；
內關郄門與膻中；腸瘀長強大腸俞，
調經化瘀加歸來，中極消積在胞宮；
和營止血清腸通；**肝胃俞**止血和中；
在胃加瀉足三里，期門章門消痞痛。

【操作手法】

以上諸穴針用瀉法，間歇留針 20～30 分鐘，亦可配合艾條溫灸，太陽、尺澤還可用三棱針點刺出血。跌仆外傷，局部用三棱針散刺出血，受傷超過 24 小時者，局部可以加艾條溫灸 10～15 分鐘。肝脾腫大者，應注意針刺深度，避免刺傷肝臟和脾臟。

(四)涼血止血法

【治法處方】

實熱血鮮出量多，質濃而稠煩口渴，
小便黃赤大便結，舌紅苔黃脈洪數。

虛熱血淡量不多，虛煩咽乾斷續作，
潮熱顴赤或盜汗，舌紅少苔脈細數。
鼻衄**上星**經驗說，配**迎香**降肺胃火，
再手陽明原**合谷**，血熱鼻衄三穴伍；
咯血**肺俞**瀉肺火，肺郄**孔最**邪熱奪，
實則瀉子取**尺澤**，血熱咯血三穴主；
風熱壅肺加尺澤，肺熱壅盛魚際酌，
胃火熾盛瀉**內庭**，肝火犯肺太衝佐。
吐血**胃俞**清胃火，止血和血刺**膈俞**，
和胃降逆**足三里**，血熱吐血三穴輔；
屬胃**內庭**祛火爍，肝火犯胃太衝奪，
陰虛火旺**三陰交**，太谿滋水以降火。
便血**大腸俞**清火，**中髎**調腸**長強**絡，
肛腸疾病之要穴，血熱便血三穴助；
火迫大腸刺合谷，內庭寧血迎而奪，
大腸濕熱上巨虛，天樞泄濕行滯作。
尿血**腎俞**泄相火，**膀胱俞**配**中極**募，
利水通淋**三陰交**，血熱尿血四穴互；
膀胱濕熱水道逐，利尿陰陵泉相助；
肝膽濕熱陽陵泉，太衝瀉肝清膽和；
心火亢盛小腸俞，**關元**清利小腸督。
肝火偏亢見崩漏，統治血病有**膈俞**，
關元泄熱經血固，血中鬱熱**血海**奪；
陰虛太谿三陰交，期門太衝瀉實火。

【操作手法】

以上諸穴除三陰交、太谿2穴針用補法外，其他各穴

均用瀉法，間歇留針 20～30 分鐘。

(五)補氣攝血法

【治法處方】

出血量少久不止，亦有暴出量多時，
血色暗淡質多稀，脈象細軟舌淡知。
脾俞氣海補氣攝，**關元膈俞**血運持，
鼻衄加灸上星穴，迎香引血歸經之。
咯血肺俞膏肓俞，孔最脾肺雙補適，
吐血胃俞足三里，引血歸脾先天實，
便血長強大腸俞，尿血腎俞膀胱俞，
崩漏血海灸隱白，三陰交攝調經室。

【操作手法】

以上諸穴針用補法，留針 20～30 分鐘，可加艾條溫
灸。上星、氣海、關元、隱白四穴，最好用艾炷直接灸
5～7 壯。

第四節　精髓神志病治法與處方

一、精病治法

(一)補精益髓法

【治法處方】

頭昏健忘伴耳鳴，髮白膝軟動緩行，
小兒智慧見低下，脈象細弱舌淡應。

百會風府健腦清，**風池關元**補髓精，

髓會**懸鐘腎俞**注，**三陰交**補調三陰。

步履艱難陽陵泉，翳風聽宮止耳鳴。

【操作手法】

以上諸穴針用溫補手法，刺激宜強，百會、腎俞、關
元三穴並宜多灸。

(二)補腎益精法

【治法處方】

精子數少活力低，甚至無精質清稀，

頭昏健忘腰膝軟，陽痿舌淡脈沉細。

腎俞俞原配**太谿**，**關元命門**精氣寄，

曲骨次髎前後應，健忘百會補腦益。

【操作手法】

以上諸穴除會陰外，針用補法，留針 15～20 分鐘，同
時用艾條溫灸，會陰穴不針，用艾條灸 5 分鐘。

(三)固精止遺法

【治法處方】

心脾兩虛夢遺頻，納差健忘虛像併，

腎氣不固無夢遺，腰酸耳鳴滑不禁。

相火妄動陽易舉，口苦尿赤遺精頻，

濕熱下注有夢遺，小便不利墜會陰。

虛實之證針法異，**關元腎俞**固腎精，

志室三陰交相配，組成主方治精遺。

神門脾俞心脾虛，間使行間相火清，

濕熱中極陰陵泉，下焦濕熱清瀉利。

【操作手法】

用於心脾兩虛或腎氣不固者，諸穴針用溫補手法，並宜多灸；因於相火妄動者，關元、腎俞、志室、三陰交針用補法，間使、行間針用瀉法；因於濕熱下注者，關元、腎俞、志室宜用補法，中極、三陰交、陰陵泉則用瀉法。

(四)疏通精髓法

【治法處方】

同房精液難射出，陽強乃舉精不輸，

陰莖脹痛尿短赤，舌質紅或瘀斑出。

針瀉**關元**與**曲骨**，**行間**清火通精髓，

補**三陰交**滋三陰，疏通經絡祛瘀阻。

陽舉不衰瀉太衝，滋養陰液太谿補，

尿痛淋濁加中極，陰陵泉利濁淋出。

【操作手法】

方中關元、曲骨、行間，針用瀉法，三陰交針用補法，間歇留針 15～20 分鐘。陽舉不衰瀉太衝，補太谿；尿痛淋濁瀉中極、陰陵泉。

二、神病治法

(一)益精健神法

【治法處方】

頭昏多夢易健忘，納少腹滿氣不長，

無力心悸脈虛弱，針灸補法健神方。

益精養神**腎心俞**，腦絡**百會**益智強，

補益精髓三陰交，**神門**養心精神旺。

納呆加刺足三里，陽痿關元把陽壯。

【操作手法】

以上諸穴針用補法，留針 15～20 分鐘，同時用艾條溫灸。

(二)醒腦清神法

【治法處方】

陽閉神昏手握固，高熱抽搐呼吸粗，

牙關緊閉面紅赤，舌紅苔黃脈弦數。

陰閉神昏識不出，手足厥冷肢強握，

面白唇紫脈沉實，舌淡苔白徵象出。

脫證神昏面色白，氣短冷汗還目合，

四肢厥逆血壓降，二便自遺脈欲脫。

閉證**十宣**刺血出，**水溝勞宮**陽閉除，

曲澤委中瀉高熱，**湧泉**腎井濟水火。

陰閉**素髎內關**固，**氣海關元**醒腦速，

牙關緊閉加下關，頰車解痙陽氣布。

百會神闕回陽脫，喉中痰鳴豐隆絡，

便秘支溝瀉天樞，強心復脈升壓蘇。

【操作手法】

閉證諸穴除十宣外，針用瀉法，刺激宜強，間歇留針 20～30 分鐘，亦可配用電針治療，十宣用三棱針點刺出血。脫證所取諸穴，除神闕外，針用補法，強刺激，間歇留針 20～30 分鐘，亦可配合電針治療，百會、神闕、氣

海、關元 4 穴並宜重灸。高熱抽搐曲澤、委中均用三棱針點刺出血；豐隆，下關、頰車，天樞、支溝，均用瀉法強刺激。

(三) 安神定志法

【治法處方】

癲證抑鬱面淡漠，沉默不語神志錯，
舉止失常夜不寐，喃喃自語善悲哭。
狂證妄動常笑哭，胡言亂語毆毀物，
不食不眠罵不休，舌紅苔膩脈弦數。
癲狂**百會**瀉**風府**，**心脾肝俞**和**豐隆**，
養心安神補**神門**，**三陰交**滌痰降濁。
狂證痰火蒙心竅，**神門大陵**針原合，
補**三陰交**瀉**太衝**，**水溝勞宮**醒腦府。
間使別名稱鬼路，滌痰清竅瀉**豐隆**，
納差足三里中脘，通便承山瀉天樞。

【操作手法】

癲證方中百會、風府、肝俞、豐隆諸穴，針用瀉法，心俞、脾俞、神門、三陰交等穴針用補法，刺激均宜較強，治療不合作者不予留針，能合作者可間歇留針 15 分鐘。狂證方中除三陰交針用補法外，其餘諸穴均用瀉法，強刺激不留針，所用之針亦宜較粗，以 28～26 號毫針為善。不思飲食加補中脘，足三里；大便秘結加深天樞，承山。

第五節　臟腑病治法與處方

一、心病治法

(一)益氣養心法

【治法處方】

　　心悸怔忡伴胸悶，神疲氣短動尤甚，
　　自汗畏風脈細弱，舌質淡胖苔薄呈。
　　心俞內關寧心神，**膻中氣海**益元真，
　　益精氣源**足三里**，驚悸不安加**神門**。

【操作手法】

以上諸穴針用補法加灸，刺激宜較強，留針 30 分鐘。

(二)補血養心法

【治法處方】

　　心悸健忘頭昏蒙，唇淡失眠伴多夢，
　　舌淡苔薄脈細弱，諸穴針補加灸用。
　　脾俞健運生化功，後天**足三里**效同，
　　心俞膈俞養心脈，**內關**調脈益血榮。
　　神門安神治多夢，健忘**百會**益腦聰。

【操作手法】

　　神門針用平補平瀉法，其餘諸穴用補法，留針 20〜30 分鐘，背部腧穴同時用艾條溫灸；足三里最好用麥粒大艾炷直接灸，隔日 1 次，每次 3 壯。

(三)養陰補心法

【治法處方】

　　胸悶胸痛悸不安，虛煩不寐口咽乾，
　　低熱盜汗脈細數，舌紅少津五心煩。
　　心俞針補養心安，**三陰交**補津血番，
　　輸原**太谿**滋真陰，輕瀉**內關**清心煩。
　　輸原**神門**清熱旱，調整心律寧心安，
　　盜汗陰郄後谿加，平補斂陰以止汗。

【操作手法】

　　心俞、三陰交、太谿，針用補法；內關、神門施以輕瀉手法，陰郄、後谿用平補平瀉法。靜止留針30分鐘。

(四)溫陽補心法

【治法處方】

　　心悸怔忡惕惕動，胸悶氣促面肢腫，
　　面白形寒唇甲紫，苔白舌淡胖暗紅。
　　心俞腎俞振陽火，**氣海關元**補灸重，
　　內關強心血脈通，共振心腎陽氣宏，
　　尿少浮腫灸水分，再瀉陰陵泉消腫。

【操作手法】

　　以上諸穴針用溫補手法，刺激宜強，要反覆撚轉提插，間歇留針20～30分鐘，隔5分鐘行針1次，腹、背部諸穴，宜多灸重灸。尿少浮腫者灸水分，瀉陰陵泉。

(五)回陽救逆法

【治法處方】

> 胸悶喘促唇青紫，心悸氣短面晦滯，
> 冷汗淋漓肢厥冷，脈象沉細舌暗紫。
> 心陽暴脫灸**百會**，**神闕**填鹽頻灸置，
> **氣海關元**灸固本，針補**內關**強心志。
> 升壓醒腦水溝刺，興奮呼吸素髎旨，
> 針瀉郄門緩心痛，扶危救急不失之。

【操作手法】

百會、神闕、氣海、關元，均用艾條雀啄灸法，30 分鐘或更長時間。內關、水溝、素髎，針用捻轉結合提插補法，刺激宜較強；郄門針用瀉法，皆留針 30 分鐘，必要時可以 1 日針灸數次。

(六)清心瀉火法

【治法處方】

> 心煩不寐口舌爛，若有吐衄心火犯，
> 熱移小腸見尿血，舌質紅絳脈數覽。
> 點刺**少衝**心火暗，**心俞大陵**清心安，
> 滋陰通淋**三陰交**，清心利腸**通里**擔。
> 吐血衄血肺熱燔，尺澤魚際火邪刪，
> 尿血加瀉小腸俞，關元瀉火身體安。

【操作手法】

少衝用三棱針點刺出血，其餘諸穴針用捻轉結合提插瀉法，留針 15 分鐘。

(七)清心開竅法

【治法處方】

神志錯亂口苦渴，哭笑無常妄動作，

面赤尿赤舌質紅，舌苔黃膩脈滑數。

滎穴**勞宮**清心座，**水溝豐隆**祛痰火，

少衝中衝刺出血，間使神門狂躁佐。

【操作手法】

以上諸穴針用瀉法，宜反覆捻轉提插，以增強針感；
少衝、中衝亦可用三棱針點刺出血。

(八)宣痹通陽法

【治法處方】

心痛引及肩與背，時休時止心悸隨，

甚者暴痛唇甲紫，神昏肢厥脈細微。

心俞巨闕俞募配，**膈俞膻中**氣血會，

內關絡穴郄門郄，氣海關元救逆回。

【操作手法】

心俞、巨闕、內關，針用補法，膈俞、膻中平補平
瀉，間歇留針 30 分鐘，每隔 5 分鐘行針 1 次，同時用艾條
溫灸。心痛甚者加瀉郄門，面青肢厥者加補氣海、關元，
並宜重灸。

(九)補益心脾法

【治法處方】

失眠多夢常健忘，心悸氣短面萎黃，

納差腹脹伴乏力，舌淡苔白大便溏。

心俞脾俞氣血旺，**神門三陰交**不慌，

崩漏不止灸隱白，月經不調關元忙。

【操作手法】

以上諸穴針用補法，留針 30 分鐘，心俞、脾俞並用艾條溫灸。

(十)交通心腎法

【治法處方】

虛煩失眠夢遺精，心悸腰酸伴耳鳴，

舌紅少苔脈細數，口乾咽燥尿短行。

腎俞太谿益腎陰，**心俞神門**瀉清心，

復溜陰郄止盜汗，志室關元止遺精。

【操作手法】

心俞、神門針用瀉法，腎俞、太谿針用補法，留針 30 分鐘。盜汗多者加瀉陰郄、補復溜；遺精頻者加瀉志室、補關元。

二、肝病治法

(一)育陰潛陽法

【治法處方】

心煩易怒頭暈痛，手足發麻耳鳴聾，

面部烘熱口咽乾，脈弦細數舌質紅。

肝俞風池配太衝，治標抑亢降逆沖，

繼補**太谿三陰交**，治本滋腎柔肝盟。

頭痛甚刺太陽中，耳鳴甚者加聽宮，

目澀睛明平補瀉，諸穴留針半時鐘。

【操作手法】

肝俞先瀉後補，風池、太衝針用瀉法，三陰交、太谿皆用補法。太陽、聽宮，睛明穴用平補平瀉法，留針30分鐘。

(二)養血補肝法

【治法處方】

頭暈目眩面無華，筋脈拘攣肢體麻，

脇痛隱隱脈細弦，舌淡苔薄視物花。

脾俞腎俞促生化，**肝俞期門**針補它。

血虛膈俞足三里，頭暈百會太陽加；

目視不明睛明加，光明益肝治目差；

經閉關元三陰交，以調沖任月汛花。

【操作手法】

以上諸穴針用補法，留針15分鐘，除睛明穴外，均可同時配用艾條溫灸。

(三)疏肝理氣法

【治法處方】

急躁易怒喜歎息，胸悶脇痛伴噯氣，

經前乳脹或不調，舌淡苔薄脈弦記。

肝俞期門俞募理，**太衝**迎奪降氣逆，

絡**內關**合足三里，木鬱而達開氣鬱。

夜寐不安受刺激，神門間使寧心氣，

針灸治法與處方歌訣

天突膻中梅核氣，痛經三陰交中極。

【操作手法】

以上諸穴針用瀉法，留針 30 分鐘；痛經中極可加艾條溫灸。

(四) 清肝瀉火法

【治法處方】

　　頭痛眩暈口乾苦，急躁耳鳴伴嘔吐，
　　面紅脇痛甚吐衄，舌紅苔黃脈弦數。
　　清瀉肝火取**肝俞**，滎穴**行間**肝火誅，
　　太衝疏肝降沖逆，**風池**平肝潛陽著。
　　針補**三陰交**柔肝，頭痛太陽刺血出，
　　吐血衄血尺澤加，魚際清肝降火塗。

【操作手法】

風池、肝俞、太衝、行間、尺澤、魚際針用瀉法，三陰交針用補法，各穴均留針 20 分鐘。三棱針點刺太陽出血。

(五) 平肝熄風法

【治法處方】

　　頭痛眩暈血壓高，肢麻震顫甚昏倒，
　　半身不遂脈弦數，舌紅苔黃肝陽暴。
　　風池太衝肝膽調，**內關**心包絡三焦，
　　合谷太衝四關瀉，**神門**寧心三陰交。
　　太谿滋水柔肝驕，水溝豐隆滌痰竅，
　　偏癱曲池陽陵泉，活絡熄風通脈道。

【操作手法】

方中風池、神門、內關、太陽、水溝、豐隆、曲池、陽陵泉，針用瀉法，太谿、三陰交針用補法，留針30分鐘。

(六)溫經暖肝法

【治法處方】

少腹脹痛睪丸墜，或見陰囊冷縮微，

形寒怯冷脈沉弦，苔白舌潤艾灸配。

關元衝門散寒隨，**曲泉中封**陰經會，

疝氣大敦三角灸，暖肝止痛前人為。

【操作手法】

以上諸穴，針用提插結合捻轉瀉法，留針30～45分鐘，同時結合艾灸。疝痛囊縮甚者加大敦及三角灸，用隔薑片灸5～7壯。

(七)疏肝和胃法

【治法處方】

兩脇竄痛胃脘痞，吞酸呃逆或噯氣，

鬱悶脈弦舌淡紅，舌苔薄黃或薄膩。

肝俞太衝疏肝氣，**胃俞中脘**和胃氣，

調暢中焦之氣機，針瀉**內關足三里**。

呃逆膈俞降沖逆，脇痛俞募期門依，

脇肋局部加火罐，行氣通絡解肝鬱。

【操作手法】

方中肝俞、太衝、內關、足三里、膈俞、期門，針用

瀉法，刺激宜較強；胃俞、中脘平補平瀉，留針 20～30 分鐘，同時用艾條薰灸；脇痛可在局部拔火罐。

(八)調和肝脾法

【治法處方】

　　胸悶脇痛聞腸鳴，脘腹脹痛食不欲，
　　便溏食滯脈弦緩，舌淡苔白薄或膩。
　　肝俞期門解肝鬱，**脾俞足三里**健脾，
　　天樞氣海調胃腸，脘腹脹甚中脘理。

【操作手法】

　　肝俞、期門針用瀉法，其餘諸穴均用補法，留針 20～30 分鐘，同時加艾條溫灸，或起針後用隔薑片灸 5～7 壯。

(九)清肝利膽法

【治法處方】

　　全身黃疸色鮮明，胸悶脇痛伴噁心，
　　發熱口苦腹脹滿，尿少黃赤癢外陰，
　　帶下色黃苔黃膩，舌紅脈象弦數應。
　　督脈**至陽**泄陽熱，**肝俞太衝**肝熱清，
　　膽俞丘墟瀉膽火，濕熱**陰陵泉**清利，
　　外關迎奪助熱行，惡嘔內關足三里，
　　中封大敦水道利，睾丸腫消陰囊輕，
　　陰癢帶臭三陰交，行間疏泄濕熱利。

【操作手法】

　　以上諸穴針用瀉法，反覆提插捻轉，以加強針感，留

針 30 分鐘。

(十)清肝瀉肺法

【治法處方】

　　咳嗽陣作胸脇痛，痰少而粘咳血紅，

　　煩熱口苦苔薄黃，脈象弦數舌質紅。

　　肝俞行間降火熊，**肺俞魚際**清肺宮，

　　支溝疏經大便通，清肝瀉肺止咳功。

　　脇痛俠谿泄火溶，咽喉乾痰太谿從，

　　痰中帶血加尺澤，以助**魚際**潤喉嚨。

【操作手法】

　　以上諸穴針用提插結合捻轉瀉法，刺激宜較強，間歇
留針 15～20 分鐘。

三、脾病治法

(一)益氣健脾法

【治法處方】

　　納少食後脘腹脹，倦怠無力大便溏，

　　舌質淡嫩苔白膩，脈象緩弱脾失常。

　　中脘足三里和中，**脾俞氣海**健脾陽，

　　運脾利濕**陰陵泉**，泄瀉天樞消肢脹。

【操作手法】

　　以上諸穴針用補法，留針 20 分鐘，同時加艾條溫灸。
泄瀉甚者，加補天樞。

(二)補中益氣法

【治法處方】

頭暈目眩血壓低，少氣體倦神色疲，

內臟下垂或久泄，脫肛舌淡脈弱虛。

補中**脾俞足三里**，**氣海關元**灸補益，

下病**百會**意上取，脫肛長強**百會**宜。

胃下垂者腹哀提，透刺神闕重捻緊，

子宮脫垂加子宮，透向橫骨補法寄。

【操作手法】

以上諸穴針用補法，留針 15～20 分鐘，同時用艾條溫灸。胃下垂者加腹哀透神闕，法取 28 號 125 公分長針，從腹哀穴進針，沿皮下向神闕透刺，行捻轉補法，得氣後，將針向左面一個方向捻搓，至針下有緊澀感時為止，留針30～40 分鐘，在飯後 3 小時進行治療為宜。

脫肛加長強，針尖向後上方進針，深 35 公分左右，用撚轉結合提插補法，同時囑病人做提肛動作。子宮脫垂加子宮透橫骨。先囑病人解去小便，取 75～90 公分長針，直刺 40～50 公分，行補法得氣後，把針提至皮下，再以30～40 度角向橫骨透刺 75 公分左右，行緊按慢提補法，同時囑病人做收縮上提會陰部的動作。

(三)健脾統血法

【治法處方】

各類出血時間長，神疲乏力面色蒼，

舌淡苔薄脈細弱，氣不攝血迫血妄。

脾俞補灸脾氣旺，**氣海膈俞**補益忙，

補氣攝血**三陰交**，引血歸經運行常。

咯血尺澤太淵上，衄血上星和印堂，

嘔血內關足三里，便血天樞俞大腸，

尿血中極腎俞降，崩漏關元隱白彰。

【操作手法】

以上諸穴針用補法，留針 30 分鐘，同時用艾條溫灸。上星用小艾炷直接灸 3～5 壯。

(四)溫中運脾法

【治法處方】

肢冷納呆大便溏，脘腹冷痛伴腹脹，

甚者完穀不消化，舌苔白膩舌淡胖。

脾俞氣海振脾陽，**關元神闕**益元陽，

天樞募合足三里，腎俞命門調理腸。

【操作手法】

以上諸穴除神闕外，針用補法，反覆捻轉提插，留針 30 分鐘，同時可用艾條溫灸，神闕用填鹽灸法，足三里最好用艾炷直接灸法。

(五)運脾利水法

【治法處方】

全身浮腫尿少澀，腹滿納呆肢冷瑟，

面白便溏脈沉細，舌質淡紅苔白色。

脾俞腎俞水分設，**氣海陰陵泉**水澤，

浮腫甚瀉水道穴，帶下多者帶脈涉。

【操作手法】

帶脈、脾俞、腎俞、氣海，針用補法，水道、水分、陰陵泉，針用瀉法，留針 30 分鐘，同時用艾條溫灸。

(六)健脾燥濕法

【治法處方】

脘腹脹滿食不香，口淡欲吐大便溏，

頭身困重苔白膩，脈象濡細中陽傷。

脾俞陰陵泉互幫，**胃俞中脘**振中陽，

天樞助運足三里，內關止嘔灸隔薑。

【操作手法】

以上諸穴針先用瀉法，後用補法，留針 30 分鐘，同時用艾條薰灸。

(七)清利濕熱法

【治法處方】

濕熱脾胃食不思，脘腹脹滿噁心至，

欲吐厭油肢困重，發熱身黃尿短赤。

運化**脾俞陰陵泉**，**中脘內關**暢中施，

章門清肝除脾濕，曲池合谷清熱治，

發黃至陽丘墟加，疏肝利膽退黃指。

【操作手法】

以上諸穴針用瀉法，反覆提插捻轉，以增強針感，間歇留針 15～20 分鐘。

(八)溫補脾腎法

【治法處方】

腰膝酸軟面色㿠，形寒肢冷小腹涼，
下利清穀五更瀉，脈細沉見舌淡胖。
脾俞氣海振脾陽，**腎俞命門**壯腎陽，
足三里和**三陰交**，**關元**清濁益火壯，
泄瀉甚灸神闕上，天樞固元收斂腸，
浮腫甚者陰陵泉，水分利水消腫脹。

【操作手法】

以上諸穴針用補法，並宜重灸。神闕用填鹽灸法。

(九)運脾消積法

【治法處方】

形體消瘦面萎黃，食多便多異物嘗，
肚腹滿脹躁啼哭，毛髮稀疏大便溏。
四縫點刺黏液黃，**胃俞脾俞**納運常，
脾胃化源**足三里**，**下脘**健脾清胃腸。
腹瀉甚灸天樞上，神闕關元氣海幫，
升清降濁補中土，運脾消積身強壯。

【操作手法】

四縫穴用三棱針點刺，擠出黃色黏液；胃俞、下脘針
用輕瀉手法；脾俞、天樞、足三里針施補法，足三里刺激
可稍強，均不留針。神闕、氣海、關元、下脘、天樞出針
後再用艾條溫灸，每次約灸 10～15 分鐘，至皮膚潮紅為
度。

四、肺病治法

(一)益氣固表法

【治法處方】

短氣自汗動則甚，感冒畏風形寒冷，

咳喘痰稀神倦怠，脈象虛弱舌淡呈。

肺膏肓俞治百損，**氣海足三里**治本，

自汗甚者補合谷，加瀉復溜斂汗成。

【操作手法】

以上諸穴針用補法，留針 30 分鐘，並用艾條溫灸。自汗甚者加補合谷，瀉復溜。

(二)養陰潤肺法

【治法處方】

乾咳無痰或痰少，痰中帶血咽乾燥，

潮熱盜汗脈細數，舌紅苔薄津液少。

肺俞益肺陰潤燥，**太谿**腎輸虛火澆，

尺澤合穴魚際滎，陰郄內關清熱巢。

【操作手法】

肺俞、太谿針用補法，針刺不宜過深，手法不宜過重，留針 15 分鐘出針。尺澤、魚際針用瀉法，刺激亦不宜過強，連續留撚 2〜3 分鐘後出針。盜汗甚者瀉陰郄，潮熱甚者瀉內關。

(三)宣肺止咳法

【治法處方】

痰白喉癢咳聲重，鼻流清涕惡寒風，
發熱身痛苔薄白，脈象浮緊舌淡紅。
督脈**風門**稱熱府，**大椎**針瀉陽氣通，
肺俞迎香瀉**合谷**，頭痛風池可祛風。

【操作手法】

以上諸穴採用淺刺、重瀉、久留針之法；大椎、風
門、肺俞、迎香4穴可加隔薑片灸或艾條灸。頭痛甚者，
加瀉風池，留針30分鐘。

(四)清肺化痰法

【治法處方】

咳嗽痰黃難咯出，質稠口渴咽痛楚，
或兼發熱苔薄黃，舌邊尖紅脈浮數。
大椎散風**魚際**助，咽痛少商刺血出，
尺澤曲池加**合谷**，內清外散表裏舒。
胸痛加瀉**內關**速，痰熱重者瀉肺俞，
寬胸理氣清肺部，肺熱穴注抗生素。

【操作手法】

以上諸穴針用捻轉結合提插瀉法，手法可較重，間歇
留針20分鐘，每隔5分鐘行針1次。咽痛甚者加少商，用
三棱針點刺出血。肺熱採用水針療法；取青黴素80萬單位
/ 2ml（皮試後用），鏈黴素0.25g / 2ml兩藥混合，按水針
操作常規，得氣後，每穴各注入藥液1ml，每日1～2次。

(五)瀉肺滌痰法

【治法處方】

咳嗽痰多咯出易，喉中痰鳴甚喘倚，
胸脇滿悶痰白稠，身困納呆脘脹氣。
脈象濡滑苔白膩，脾為痰源肺為器，
針瀉**肺俞豐隆穴**，虛則補母**太淵**取，
針補**脾俞足三里**，肺中痰濁以蕩滌，
喘促不定加天突，膻中氣海針灸奇。

【操作手法】

肺俞、豐隆針用瀉法，太淵、脾俞、足三里針用補法，留針 30 分鐘，並加艾條溫灸，或出針後用隔薑片灸 5～7 壯。或針刺後在背部肺俞、膈俞、脾俞處拔火罐。氣喘者加天突、膻中、氣海，平補平瀉，針灸並用。

(六)益肺補脾法

【治法處方】

久咳痰多質清稀，納差腹脹大便稀，
甚者喘促面足腫，舌質淡胖脈弱細。
肺俞膏肓俞補氣，**脾俞氣海**健運脾，
溫化痰飲**足三里**，調理肺氣脾胃益。
氣喘天突膻中取，兩穴合用平喘逆；
浮腫加瀉陰陵泉，行水三陰交化飲。

【操作手法】

以上諸穴宜輕針重灸，採用捻轉結合提插補法，手法宜輕靈，留針 30 分鐘，同時艾條溫灸或出針後用隔薑片灸

5～7 壯。背部俞穴亦可配合拔火罐。氣喘者加天突、膻中，用平補平瀉法，針加灸；浮腫尿少者加陰陵泉、三陰交，針用瀉法，手法可稍重。

(七)滋補肺腎法

【治法處方】
　　咳嗽痰少入夜劇，動作氣喘潮熱居，
　　腰酸遺精或咳血，舌紅少苔脈數細。
　　肺俞太淵養肺陰，**腎俞太谿**腎水寄，
　　關元納腎固精關，火降水升肺氣清。
　　針瀉**內關**治潮熱，盜汗**陰郄**堅陰宜。
【操作手法】
以上諸穴針用補法，手法宜輕巧，留針 15 分鐘；內關，陰郄針用瀉法。

五、腎病治法

(一)補腎固攝法

【治法處方】
　　小便頻數又清長，便後餘瀝難排暢，
　　腰酸膝軟聽力減，白帶清稀滑精常。
　　舌淡脈象細尺弱，本臟**腎俞**補灸長，
　　志室精宮**關元**壯，**氣海**益氣舉陷上。
　　膀胱俞把尿約束，帶脈固腎止帶長。
【操作手法】
以上諸穴針用補法，針刺宜較深，手法可較重，留針

30 分鐘，同時用艾條溫灸。

(二)固腎納氣法

【治法處方】

呼多吸少喘氣促，動則喘甚咳汗出，
四肢欠溫面虛浮，脈象沉細舌淡主。
補腎培元補**腎俞**，**膏肓俞**穴灸為主，
氣海關元重灸補，**膻中**補肺腎氣固。
面浮肢腫命門腧，化水陰陵泉腫無，
胸悶內關瀉心俞，宣通胸陽心悸除。

【操作手法】

腎俞、膏肓俞、氣海、關元 4 穴採用溫補針法，膻中
穴平補平瀉，均留針 30 分鐘，同時加艾條溫灸。

(三)溫腎壯陽法

【治法處方】

面色晄白形寒冷，神疲耳鳴頭昏沉，
腰酸下利尿清長，陽事不舉孕難成，
舌質淡胖苔薄白，脈象沉弱或遲沉。
男精女胞繫**命門**，**腎俞**培元乃固本，
小腸之募在**關元**，**氣海**益氣補虛損，
完穀不化加天樞，調中足三里宮溫。

【操作手法】

以上諸穴針用溫補手法，留針 30 分鐘，同時加艾條薰
灸，或出針後用隔附子餅灸法大炷艾灸。

(四) 溫腎利水法

【治法處方】

周身浮腫下肢甚，舌質胖嫩多齒痕，
尿少心悸見氣短，喘咳痰鳴脈細沉。
溫補**腎俞膀胱俞**，利尿**陰陵泉水分**。
水分水道分清濁，溫腎健脾利濕滲。
心俞強心通陽盛，肺俞蠲飲痰不存。

【操作手法】

腎俞、膀胱俞，針用補法，水分、水道、陰陵泉，針用瀉法，留針 30 分鐘，同時加艾條溫灸。

(五) 補腎益精法

【治法處方】

頭暈耳鳴體虛弱，少寐健忘髮齒脫，
腰酸遺精足跟痛，舌紅少苔津不多。
腎俞太谿俞原合，**關元**扶元益命火，
三陰交穴滋三陰，滋腎補精雙向托。
頭暈百會髓海充，耳疾聽宮通竅卓。

【操作手法】

以上諸穴針用補法，留針 20～30 分鐘。

(六) 滋陰降火法

【治法處方】

頭昏耳鳴顴唇紅，五心煩熱腰脊痛，
舌紅少苔脈細數，不寐盜汗漏下紅。

腎俞太谿制陽亢，**湧泉**滋陰瀉火功，
　　三陰交為三陰會，補益三陰消火癰。
　　潮熱**內關**養陰宗，盜汗**陰郄**斂汗功，
　　不寐**神門**安心神，咽痛**照海**潤喉嚨。

【操作手法】

　　腎俞、太谿、湧泉、三陰交，針用輕補手法，留針15～20分鐘。內關、陰郄、照海，針用輕瀉手法，神門針用平補平瀉法，留針30分鐘。

(七)通淋排石法

【治法處方】

　　泌尿結石突發痛，針刺患側腹背同，
　　下肢腧穴雙側取，提插捻轉瀉法重。
　　腎俞京門俞募從，疏通**水道**治腹痛，
　　決瀆之官**三焦俞**，利尿**陰陵泉**稱勇，
　　藏津**膀胱俞**內通，**大橫**輸尿管蠕動，
　　絞痛甚加三陰交，尿頻急者中極用。

【操作手法】

　　腹背部取患側腧穴，下肢取雙側腧穴，諸穴針用捻轉結合提插瀉法，手法宜較重，留針30～40分鐘，每隔10分鐘行針1次。進針得氣後，接電針治療儀，選用疏密或斷續波，電流量以病人能耐受力為度，每次通電20～30分鐘，每日1次，10次為1療程。

　　亦可採用10%葡萄糖液，按水針操作常規，根據腧穴局部肌肉的豐滿情況，每穴注入2～8毫升，每日或隔日治療1次，30次為1療程。患者在治療前1小時內均應先飲

水 1000 毫升左右。

(八)滋腎平肝法

【治法處方】

頭痛眩暈面潮紅，行步輕飄頭覺重，

耳鳴目花腰膝軟，血壓升高夜多夢，

口苦咽乾失眠通，脈弦細數舌質紅。

腎俞太谿三陰交，手法輕補滋水湧，

風池太衝針瀉動，平肝明目又熄風。

血壓升高加**內關**，心悸失眠**神門**用。

【操作手法】

腎俞、太谿、三陰交，針用補法，風池、太衝，針用瀉法，留針 20～30 分鐘。

六、膽病治法

(一)益膽安神法

【治法處方】

頭昏觸事驚怯易，寐多惡夢短少氣，

心悸善恐如人捕，舌淡苔黃脈弦細。

膽俞心俞壯膽氣，**內關神門**調心益，

頭暈目眩加**風池**，祛風明目安神繫。

【操作手法】

以上諸穴針用補法，留針 30 分鐘。膽俞、心俞加艾條溫灸。

(二)利膽排石(驅蛔)法

【治法處方】

右脇脹痛輩加重，口苦咽乾右背痛，

B 超膽道或造影，可查結石或有蟲。

日月不容要慎重，利膽**陽陵泉**排空，

丘墟膽囊穴刺激，解痙止痛促蠕動。

合谷曲池解表用，膽俞至陽退黃功，

交感神門肝膽 * 耳，利膽排石藥協同。

【操作手法】

日月穴針應斜刺，不宜過深；刺不容穴時，應先檢查一下肝、膽及膽囊有無腫大情況，以便正確掌握針刺深度，避免刺傷內臟，發生意外事故。諸穴針用瀉法，反覆提插捻轉，以增強針感，留針 30 分鐘。亦可於針刺得氣後，右側腧穴接電針治療儀，用連續或疏密波，電流強度以病人能夠耐受為度，通電 20～30 分鐘。

此外還可配用交感、神門、肝、膽等耳穴，用撳針埋針，或用王不留行籽耳穴貼壓，每次用一側耳穴，3 天後換另一側耳穴，兩耳交替使用。

(三)清膽滌痰法

【治法處方】

胸悶脇痛頭目眩，易怒口苦咽乾兼，

或伴驚恐寒熱往，舌苔黃膩脈滑弦。

★細圓體為處方耳穴。

膽募日月滎俠谿，針瀉膽府鬱火減，
風池豐隆針以瀉，合清少陽風痰眩。
調氣和胃**足三里**，驚悸不寐神門牽，
往來寒熱外關絡，樞解少陽隨證鑒。

【操作手法】

以上諸穴針用瀉法，間歇留針 20 分鐘。

(四)調和膽胃法

【治法處方】

右上腹脹或絞痛，胸脘滿悶陣發同，
飲食不下吐苦水，脈象弦數舌質紅。
心募**巨闕**治心痛，利膽和胃效雙重，
足三里合**陽陵泉**，**日月**膽俞配**太衝**。
發熱外關吐**內關**，表裏雙解降逆沖。

【操作手法】

日月、巨闕 2 穴，均應用斜刺，不宜過深，以免損傷
內臟，諸穴均用瀉法，疼痛甚者，宜久留針，並在留針過
程中，每隔 5 分鐘行針 1 次。

七、胃病治法

(一)益氣健胃法

【治法處方】

饑不欲食胃痞滿，食後難消噯氣泛，
胃脘隱痛喜溫按，少氣懶言口味淡，
面色萎黃大便亂，脈虛苔少舌質淡。

胃俞相配募**中脘**，扶陽補虛**氣海**管，

病累脾經**公孫**伴，補中有行化痰頑，

健胃益氣**足三里**，便溏天樞瀉自斷。

【操作手法】

　胃俞、中脘、氣海、足三里、公孫，針用補法，留針20分鐘，加艾灸，出針後，中脘、氣海2穴可加火罐。

(二)養陰和胃法

【治法處方】

　口乾咽燥胃隱痛，饑不欲食嘈雜弄，

心煩低熱便乾結，少苔少津舌質紅。

陽病治陰**中脘**募，**廉泉**任脈陰維中，

便秘天樞上巨虛，**太谿三陰交**宜通。

【操作手法】

　中脘、廉泉、三陰交、太谿，針用補法，留針20分鐘。便秘者天樞、上巨虛，用輕瀉手法，間歇留針，每隔3～5分鐘行針1次，同時囑病人作努責排便動作。

(三)溫胃散寒法

【治法處方】

　胃脘冷痛清水泛，輕者隱痛重則攣，

苔滑脈弦細沉遲，口淡不渴舌質淡。

遇寒則甚得溫散，**俞募胃俞**配**中脘**，

胃經合穴**足三里**，梁丘梁門脘痛緩。

【操作手法】

　胃俞、中脘、足三里，均用針溫補，留針30分鐘，同

時加艾條溫灸，或出針後用隔薑灸 5～7 壯，針灸後中脘部拔火罐。

(四) 清胃瀉火法

【治法處方】

渴喜冷飲胃灼痛，消穀善饑泛酸沖，
食入即吐味酸苦，嘈雜口臭牙齦腫。
內庭厲兌泄熱烘，**支溝**三焦經腑通，
中脘足三里健脾，合谷內關止牙痛。

【操作手法】

中脘、足三里、內庭、支溝，針用涼瀉，要反覆捻轉提插；厲兌穴用三棱針點刺出血。

(五) 和胃降逆法

【治法處方】

不思飲食胃脹痛，噁心嘔吐噯氣沖，
呃嘔連聲便不暢，寒熱虛實證不同。
苔薄白膩虛寒重，脈象弦滑舌淡紅，
實熱苔薄黃或膩，脈象弦滑舌質紅。
胃俞中脘俞募奉，**內關**止嘔和胃中，
上脘任脈胃腸會，補瀉**足三里**不同。
期門疏肝降逆沖，理氣調暢瀉太衝，
膈俞疏膈止呃逆，水針穴注配合用。

【操作手法】

證屬虛、屬寒者胃俞、上脘、中脘、內關、足三里針用補法，可加艾條溫灸或隔薑片灸；證屬實、屬熱者，以

針灸治法與處方歌訣

上諸穴針用瀉法，都需較長時間留針，每隔 3～5 分鐘行針
1 次。

(六)消食導滯法

【治法處方】

食停中脘胃脹滿，疼痛拒按噯吞酸，
口臭厭食吐酸腐，吐後痛減或消散。
食停下脘腹脹滿，腸鳴矢氣頻繁轉，
大便穢臭或溏瀉，瀉後脹痛可鬆緩。
胃俞募配瀉**中脘**，**內關**調氣上下竄，
足三里合迎而奪，支溝通便去積頑。
脾俞健脾瀉**下脘**，**天樞氣海**通腑傳，
升清降濁調胃腸，胃脘脹痛梁門緩。

【操作手法】

食停中脘：胃俞、中脘、內關、足三里；食停下脘：
胃俞、下脘、天樞、氣海、足三里。諸穴針用提插捻轉瀉
法，刺激宜較強，間歇留針 15～20 分鐘，脘腹部腧穴留針
時可用艾條溫灸或拔火罐。

八、小腸病治法

(一)溫運小腸法

【治法處方】

小腸隱痛溫按舒，腸鳴溏泄尿頻出，
舌淡苔薄脈細緩，溫通小腸分清濁。
下巨虛與**小腸俞**，下合穴配**關元**募，

運脾分利**陰陵泉**，瀉三陰交把利助。

【操作手法】

小腸俞、關元、下巨虛，針宜溫補，要反覆提插捻轉，留針30～45分鐘，可加艾條溫灸，或出針後用隔薑片灸或隔附子餅灸5～7壯；陰陵泉、三陰交針用瀉法，間歇留針30分鐘。

(二)清利小腸法

【治法處方】

小腹脹痛尿赤澀，莖中作痛心煩渴，

甚者尿血口舌瘡，舌紅苔黃脈滑數。

針瀉**通里**心經絡，再瀉**關元**小腸募，

滋陰通淋**三陰交**，配**下巨虛**小腸合。

合谷大陵泄熱火，莖痛甚者中極克。

【操作手法】

通里、關元、下巨虛、三陰交，針用瀉法，間歇留針20～30分鐘。

(三)行氣散結法

【治法處方】

少腹急痛連腰背，下牽睪丸陰囊墜，

腹脹腸鳴矢氣舒，舌淡苔白脈弦催。

關元小腸俞募配，瀉法久留加艾追，

氣衝曲泉散鬱結，大敦三角灸疝墜。

【操作手法】

小腸俞、關元、氣衝、曲泉，針用瀉法，要反覆提插

捻轉，久留針加灸，出針後在關元穴處加拔火罐。疝痛偏墜者加大敦、三角灸，皆用艾柱灸 5～7 壯。

(四)驅蟲導滯法

【治法處方】

　　腹部陣痛時腸鳴，包塊嘔吐或噁心，
　　甚則吐蛔躁不安，舌淡苔膩脈弦緊。
　　下巨虛瀉腑氣行，**天樞上巨虛**驅積，
　　關元支溝升降運，嘔加內關足三里。

【操作手法】

　　天樞、關元、上巨虛、下巨虛、支溝，針用瀉法，要反覆提插捻轉，以加強針感，間歇留針 30 分鐘，或結合電針治療。腹部膨脹甚者，在針刺天樞、關元 2 穴時，應注意針刺深度，避免刺破腸管。

九、大腸病治法

(一)厚腸固攝法

【治法處方】

　　久瀉久痢肛門墜，甚者脫肛不收回，
　　四肢欠溫精神疲，舌淡苔白脈細微。
　　大腸俞募天樞配，**氣海關元灸百會**，
　　針刺長強尖後位，補氣舉陷治脫垂。

【操作手法】

　　大腸俞、天樞、氣海、關元、百會，針用補法，留針 30 分鐘，同時加艾條溫灸，或出針後用隔薑片灸 5～7

壯。針刺長強穴時，針尖向後上方進針，針30公分左右，針施補法，同時囑病人做提肛的動作。

(二)潤腸通便法

【治法處方】

大便燥結難排出，舌紅少苔脈細數，
肺經**列缺**絡大腸，腎經輸穴**太谿**助。
中髎上巨虛天樞，納呆腹脹三里足，
支溝針瀉通腑氣，肺絡腎輸液行舟。

【操作手法】

天樞、中髎、上巨虛、支溝，針用瀉法，反覆提插捻轉，以加強刺激，中髎進針可稍深，刺激宜較強，針感最好能放射到肛門部療效為最好。列缺、太谿2穴針用補法，留針15分鐘，同時囑病人做努責解便的動作。

(三)溫腸散寒法

【治法處方】

腹痛腸鳴大便溏，手足欠溫尿清長，
舌淡苔白脈沉遲，反有冷秘難排暢。
氣海天樞疏大腸，**神闕足三里**溫陽，
惡寒發熱加大椎，冷秘關元大橫上。

【操作手法】

腹痛泄瀉者，天樞、氣海、足三里，針用補法，留針30分鐘，同時加艾條溫灸，或出針後用隔薑片灸5～7壯；神闕穴用填鹽灸法。惡寒發熱者加大椎，針用瀉法。病急症重者，1日可針灸2～3次。大便冷秘者，氣海、關

元，針用補法，並加艾條溫灸；天樞、大橫、足三里，針用瀉法，間歇留針 20～30 分鐘，同時囑病人做努責解便的動作。

(四)清利濕熱法

【治法處方】

腹痛泄瀉下迫急，黃濁粘滯或赤痢，
裏急後重肛灼熱，發熱口渴病情急。
天樞募穴瀉濕積，再瀉**曲池足三里**，
脾經合穴**陰陵泉**，**氣海**和血又行氣。
高熱加瀉合谷驅，嘔惡內關降氣逆，
後重甚者中膂俞，闌尾穴治闌尾疾。

【操作手法】

曲池、天樞、氣海、足三里、陰陵泉，針用瀉法強刺激，提插幅度要大，捻轉頻率要快，反覆行針，以加強針感，間歇留針 30 分鐘～1 小時，每隔 5～10 分鐘行針 1 次，症狀嚴重者，每日針刺 2～3 次，甚至 6 小時 1 次，留針時間可延長至 2 小時，待症狀緩解後逐漸減少至每日 1 次，直至痊癒為止。

(五)瀉熱通腑法

【治法處方】

腹脹痛滿畏懼按，大便閉結肛灼煅，
噁心嘔吐小便赤，身熱面赤煩渴乾，
脈沉實數舌紅暗，苔黑起刺黃厚乾，
傷寒陽明腑實證，針刺手法依症看。

陽明原穴**合谷**捍，滎穴**內庭**針瀉燔，

天樞上巨虛重瀉，陰維脾會**大橫**傳。

高熱曲池瀉火煩，降逆止嘔加**內關**，

清瀉三焦經**支溝**，通腑三焦實火黜。

【操作手法】

天樞、大橫、上巨虛、合谷、內庭、支溝，針用瀉法，提插撚轉強刺激，間歇留針 30 分鐘～1 小時。四肢腧穴針刺宜較深，手法宜較重，提插幅度要大，捻轉頻率要快，反覆行針，加強針感，使氣至病所；腹部腧穴不宜過深，尤其是腹脹甚者，需掌握針刺深度，以防引起腸穿孔，針刺天樞、大橫時，針尖可向腹中線略斜，不但針感較強，而且安全。病急症重者，1 日可針 3～4 次，以頓挫病勢。

十、膀胱病治法

(一)益氣固脬（胞）法

【治法處方】

淋瀝不盡尿頻數，尿後不爽餘瀝出，

或有遺尿腰膝軟，脈象沉細舌淡薄。

腎俞關元溫暖脬，再配**三陰交**調布，

中極膀胱俞固脬，百會氣海益氣主。

【操作手法】

腎俞、膀胱俞、關元、中極、三陰交，針用溫補手法，留針 30 分鐘，同時加艾條溫灸。兼有小腹及會陰部墜脹，小便淋漓不爽，排除無力等氣虛下陷證加百會、氣海

溫灸。

(二)清利膀胱法

【治法處方】

尿頻尿急尿澀痛，黃赤混濁夾血中，
間夾砂石腹拘急，甚者腹脹小便癃，
發熱口苦腰痠痛，苔見黃膩舌質紅，
脈象滑數當清利，通淋排石辨證用。
中極膀胱俞募共，**三陰交**可緩急痛，
水道陰陵泉瀉通，發熱點刺穴委中。

【操作手法】

膀胱俞、中極、水道、陰陵泉、三陰交，針用涼瀉手法，刺激宜強，要反覆提插捻轉，留針20～30分鐘。對尿瀦留患者，針刺腹部腧穴時，必先叩清高度膨脹的膀胱的底部位置，嚴格掌握針刺深度，針尖向下斜刺為宜，防止刺破膀胱。發熱者可用三棱針點刺委中出血。

第六節　胞宮沖任病治法與處方

一、溫陽暖宮法

【治法處方】

月經延期或縮短，經量稀少色質淡，
小腹不溫綿綿痛，多年不孕性慾淡，
帶下清稀形肢寒，小便清長腰腿軟，
脈象沉細或沉遲，大便溏薄舌質淡。

腎俞培元益陽灌，督脈**命門**陽脈轉，

胞門子戶經外穴，**關元**募居元氣潭，

三陰交足三陰伴，志室帶脈固腎環，

氣血雙補性慾還，電針刺激促排卵。

【操作手法】

以上諸穴均用提插捻轉補法，留針 20～30 分鐘，同時加艾條溫灸，胞門子戶亦可配合電針治療，得氣後通電 20 分鐘。於月經乾淨後再開始針灸，隔日 1 次，10 次為 1 療程，最好結合藥物週期治療。帶下綿綿，質稀量多加補志室、帶脈。

二、溫宮行瘀法

【治法處方】

月經延期行不暢，色黯多塊數月往，

小腹冷痛喜暖按，帶下清稀面清蒼，

舌質淡紫瘀斑藏，舌苔白滑肢寒涼，

脈象沉澀或沉緊，寒凝胞宮古人方。

關元溫補振元陽，**次髎**深刺治盆腔，

破血行瘀**血海**瀉，**歸來**暖宮活血暢。

迎奪**三陰交**法當，帶下清冷脾俞尚，

帶脈運脾把濕除，諸穴瀉法刺激強。

婦人積冷治血臟，寒者熱之深刺上，

溫經散寒多重灸，腹骶溫灸暖洋洋。

【操作手法】

方中關元穴，針用溫補法，其餘諸穴均用瀉法，刺激宜較強，留針 30 分鐘，腰骶部腧穴，在留針同時加艾條溫

灸，溫度宜較高，可頻施雀啄灸法，至皮膚紅赤為度，但應避免燒傷起泡；亦可出針後用隔附子餅灸法，艾柱宜大，壯數宜多。帶下清冷者，脾俞、帶脈穴補法加灸。

三、清利胞宮法

【治法處方】

帶下量多色黃稠，間夾血塊氣穢臭，
少腹脹痛陰灼癢，口苦尿赤便秘垢，
脈象弦滑或滑數，舌苔黃膩舌質紅。
帶脈中極利穢濁，肝滎**行間**濕熱咒，
通調**水道陰陵泉**，曲池合谷清熱毒。
諸穴配伍帶下止，清利胞宮瀉法奏。

【操作手法】

以上諸穴均用瀉法，留針 20 分鐘，每隔 5 分鐘行針 1 次，每日針刺 1 次。在針刺中極、水道 2 穴前，先令病人排空小便。

四、補益沖任法

【治法處方】

月經後期性慾淡，量少色淡行經難，
心悸氣短面少華，頭暈耳鳴腰膝軟，
苔薄或少唇舌淡，脈象細弱閉經煩。
關元氣海治虛衰，**大赫腎俞**元氣還，
益氣和中**足三里**，氣血**三陰交**運轉，
脾俞健中治氣短，肝俞強筋治痿軟。

【操作手法】

以上諸穴針用補法，可配合艾條溫灸。

五、固攝沖任法

【治法處方】

月經先期經過量，色淡質稀經期長，

甚則淋漓久不止，腰膝痠軟面色蒼，

神倦納少腹墜脹，脈象沉細舌淡胖。

氣海關元通胞宮，**百會**艾灸舉陷長，

子宮培元治陰挺，治崩漏有隱白方。

維道大赫帶沖傍，脾俞腎俞固衝陽。

【操作手法】

百會、氣海、關元針用補法，留針 20 分鐘，在留針同時百會加艾條懸灸；隱白穴用麥粒大艾炷直接灸 5～7 壯；脾俞，腎俞用補法加灸；子宮脫垂者加維道、子宮用補法，在針刺前，先令病人排空小便，取 75～90 公分長針，針尖向恥骨聯合方向透刺 50～75 公分，同時囑病人作收縮上提會陰部的動作；大赫針尖微向腹中線直刺，腹部腧穴留針同時加艾條溫灸。

六、調理沖任法

【治法處方】

月經先後不定期，或崩或漏或經閉；

肝鬱乳脹怒煩心，行經色紫多挾瘀；

脾虛肢浮面神疲，經色淡紅質薄稀；

腎虛耳鳴痠腰膝，經色黯淡質也稀；

針灸治法與處方歌訣

轟熱汗出更年期，急躁易怒時心悸。

關元氣衝理血氣，調**三陰交**益精氣，

肝俞太衝疏肝鬱，補氣**脾俞足三里**，

腎俞太谿補腎虛，更年**命門**沖任理。

【操作手法】

關元、氣衝、三陰交，針用平補平瀉手法，留針20～30分鐘，在針刺氣衝前，先令病人排空小便。肝鬱者加瀉肝俞、太衝；脾虛者加補脾俞、足三里，腎虛者腎俞、太谿，均可配合溫灸；更年期偏于腎陽虛者，命門用補法加灸，太谿用平補平瀉法；偏于腎陰虛者，命門用平補平瀉法，太谿針用補法。

七、溫通沖任法

【治法處方】

月經後期或經閉，量少色黯間多瘀，

數月不行少腹脹，拒按得熱痛可去，

經行塊下緩痛急，畏寒肢冷舌斑瘀，

舌質紫黯苔白滑，脈象沉澀或沉緊。

補**關元**瀉**氣衝**異，郄穴**地機**緩痛疾，

腹痛甚者加**歸來**，**血海**統血散寒凝。

【操作手法】

方中關元用溫補手法，其餘諸穴均用提插捻轉瀉法，留針30分鐘，同時加配合艾條溫灸，腹部腧穴，亦可出針後用隔附子餅灸。在針刺氣衝前應先令病人排空小便。

八、清涼沖任法

【治法處方】

實熱月經期提前，量多如崩質稠鮮，
心煩口苦期延長，尿赤便結乳脇牽，
少腹脹痛面紅顯，脈象滑數或數弦，
舌紅苔黃熱火旺，崩中漏下井穴先。
大敦隱白中極點，調理沖任**血海**源，
斂陰寧血**三陰交**，**腎俞陰交太谿**掀。
乳脹脇痛期門遣，口乾咽燥照海咸，
潮熱盜汗瀉陰郄，針法補瀉隨證兼。

【操作手法】

大敦、隱白針刺 5 公分深度，或用三棱針點刺出血；中極、血海均用平補平瀉法。在針刺中極前，先令病人排盡小便。腎俞、陰交、太谿、三陰交均用補法，留針 20 分鐘，每日針刺 1 次。乳脹脇痛者加瀉期門；口乾咽燥加補照海，潮熱盜汗加瀉陰郄。

九、健脾束帶法

【治法處方】

帶下量多質清稀，色白質稠綿綿滴，
納少便溏面萎黃，腹脹足腫感神疲，
舌淡苔白薄或膩，肢體乏力脈緩細。
脾俞氣海固脾氣，腹脹便溏天樞理，
帶脈針補束諸經，**三陰交**與**足三里**。

【操作手法】

以上諸穴針用補法，留針 20 分鐘，同時加艾條溫灸。

十、固任束帶法

【治法處方】

　　帶下量多色白稀，甚則清冷間淋漓，

　　小腹不溫脈沉遲，腰膝痠軟大便稀，

　　舌淡苔白尿清泌，針補培元運化行。

　　溫補**關元**壯命火，**腎俞命門**重灸益，

　　陰陵泉與**足三里**，帶脈攝帶約諸經。

　　大便溏泄灸神闕，健脾益氣除濕易。

【操作手法】

以上諸穴針用溫補手法，反覆提插捻轉，留針 30 分鐘，同時用艾條溫灸。大便溏泄者加神闕穴，用填鹽灸法，棗核大艾炷灸 5～7 壯。

第七節　胎產病治法與處方

一、平沖降逆法

【治法處方】

　　妊娠早期胸脘滿，噁心嘔吐食物反，

　　吐出清水或痰涎，食入即吐倦怠緩，

　　舌淡苔白脈滑般，沖氣上逆循經犯。

　　內關利膈和胃脘，**公孫**脾絡走胃關，

　　胃經合穴理氣竄，扶土**足三里**抑泛。

肝經募穴瀉期門，疏肝解鬱降逆頑。

【操作手法】

內關、公孫、足三里，針用平補平瀉法，留針 30 分鐘。胸悶歎息，脇痛乳脹者加瀉期門。

二、矯正胎位法

【治法處方】

妊娠三十週檢查，胎位不正位置差，

臀橫枕後顏面位，**至陰**雀啄灸有法。

每次三十分不差，艾柱七壯麥粒大，

初次孕婦腹緊桼，膝胸臥位胎動盡。

妊娠三十週治法，每週一次得其法，

妊娠三十六週後，隔日一次灸來卦，

氦氖鐳射產前照，每日隔日功率恰，

如見胎動宮縮發，停止施治細觀察。

【操作手法】

孕婦仰臥屈膝，放鬆褲帶。用艾條雀啄灸 20～30 分鐘，或用麥粒大艾炷直接灸 5～7 壯。如係初孕婦，腹壁較緊，胎兒轉位困難，可採用膝胸臥位，進行灸治。在灸治過程中，如發現胎動較甚，或出現宮縮，應停止施治，休息後下次再灸。妊娠 30～35 週，每週灸 1 次；36 週以上，隔日灸 1 次。亦可用毫針淺刺至陰穴，施平補平瀉法，得氣後即可出針，再用艾條或艾炷灸治。或用小功率氦氖鐳射照射，每側照 5 分鐘，每日或隔日 1 次。

三、催生引產法

【治法處方】

臨產陣痛較微弱，宮縮時間較短促，
宮縮雖頻力不強，宮縮雖強不規則，
產程緩慢出血多，間隔較長難揣摩，
舌淡苔白脈虛弦，精神疲倦心緊度。
合谷針補促產途，**三陰交**配古人說，
兩者催產經驗穴，行氣散瘀道不堵，
肩井崑崙經手足，**曲骨**位居恥骨處，
氣機失調太衝疏，氣海關元產力助。

【操作手法】

合谷針用補法，其餘諸穴均用瀉法，刺激宜強，留針
30～60 分鐘，每隔 5 分鐘行針 1 次。神疲氣短，頭汗淋漓
者加氣海、關元，用艾條溫灸；煩躁不安，時欲嘔惡者加
太衝，針用瀉法。

四、通胕利尿法

【治法處方】

產後小便不暢通，小腹脹急兩脇痛，
舌淡苔白脈弦細，腰膝痠軟不想動。
升清降濁**氣海**通，**中極膀胱俞**募逢，
針瀉氣化通癃閉，**陰陵泉**刺迎而奪。
腰痠腎虛補腎俞，脇痛期門疏肝功。

【操作手法】

氣海針用補法，其餘諸穴均用瀉法，刺激應較強，要

反覆提插捻轉，尤其是中極穴的針感，最好能放射到會陰部或尿道部，間歇留針 20～30 分鐘，每隔 5 分鐘行針 1 次，腹、骶部腧穴，加用艾條溫灸。針刺氣海、中極前，必先叩清高度膀胱底部的位置，瞭解膀胱的膨脹程度，嚴格掌握針刺深度，針尖向下斜刺為宜，謹防刺破膀胱。腰痠痛者加補腎俞；兩脇脹痛者加瀉期門。

五、和血止痛法

【治法處方】

　　產後小腹有疼痛，惡露量少滯不通，
　　觸之有塊喜溫按，便結脈弦細舌紅。
　　歸來和血可止痛，胸脇脹痛瀉**太衝**，
　　補益**關元三陰交**，針瀉天樞便秘動。

【操作手法】

　　關元、歸來、三陰交，針用平補平瀉法，留針 15～20 分鐘，同時用艾條溫灸。天樞、太衝針用瀉法。

六、通脈下乳法

【治法處方】

　　產後少乳或無乳，乳房柔軟脹感無，
　　乳汁清稀或脹硬，舌淡苔白食不入。
　　乳根足三里化乳，通乳效穴**少澤**輔，
　　宣通**膻中**心包絡，乳房硬痛期門募。

【操作手法】

　　膻中、乳根、足三里，針用補法，膻中針尖向兩側乳房橫刺 25 公分，乳根針尖向上橫刺 25 公分，均應使針感

擴散到乳房部為佳，留針 20～30 分鐘，同時用艾條溫灸。少澤直刺 2～3 公分，用平補平瀉法，稍加捻轉，即可出針。乳房脹硬疼痛者加期門，並且膻中、乳根兩穴，均改用瀉法。

七、通乳散結法

【治法處方】

　　乳房腫硬極疼痛，可觸腫塊皮膚紅，
　　惡寒發熱乳不出，身熱雖退奶不通。
　　膻中氣會**期門**通，**膺窗**局部散結腫，
　　肩井少澤乳絡通，曲池合谷瀉熱功。

【操作手法】

　　肩井、膻中、期門、膺窗、少澤、腫塊局部，針用瀉法，間歇留針 20～30 分鐘，每隔 5 分鐘行針 1 次。膻中、膺窗、期門 3 穴針尖均向乳房橫刺；腫塊局部用艾條溫灸。

第八節　皮膚病治法與處方

一、疏風止癢法

【治法處方】

　　遍身瘙癢膚如常，或有風團疹塊狀，
　　表現大小不一樣，紅斑丘疹更瘙癢。
　　夾熱皮損鮮紅樣，遇熱灼時加劇癢，
　　得冷則減舌質紅，脈象浮數苔薄黃；

夾寒皮損淡紅樣，遇冷更甚熱緩擋，
舌淡苔白脈浮緊，針補溫灸氣機暢；
夾濕水疱滲液彰，甚者糜爛苔膩黃，
脈濡滑數苔白膩，舌淡溫灸利濕爽。
風池風門祛風揚，**曲池**宣氣行血棒，
血海活血又散瘀，**風市**消風又止癢，
夾濕起疱有潰瘍，除濕**陰陵泉**膚爽，
夜寐不安**神門**擋，寗心安神方祛癢。

【操作手法】

　　方中諸穴針用瀉法，刺激宜強，要反覆提插捻轉，間歇留針 30 分鐘。屬風寒者風池、風門留針過程中可配合艾條溫灸或出針後用隔薑灸。屬風濕或寒濕者，皮損局部也可用艾條溫灸。

二、清熱涼血法

【治法處方】

　　皮膚嫩紅丘疹癢，水疱搔破爛成瘡，
　　紅斑紫癜色澤鮮，皮膚紅腫熱痛常，
　　常兼全身發熱狀，口乾唇燥舌紅絳，
　　尿赤便秘脈滑數，火熱邪蘊苔薄黃。
　　心經病主痛瘡癢，**心俞**針瀉心火降，
　　曲池合谷疏風熱，**血海三陰交**榮養。
　　夾濕糜爛滲液狀，運脾燥濕**脾俞**強，
　　補**脾俞**瀉**陰陵泉**，滲液流滋不再淌。

【操作手法】

　　方中諸穴針用瀉法，強刺激間歇留針 30 分鐘。若皮損

較局限，可加用「圍針法」，即在皮損的上、下、左、右各取1穴，針尖向皮損方向斜刺，以求「病至氣所」為佳。糜爛流滋者加補脾俞，瀉陰陵泉。

三、清熱散瘀法

【治法處方】

毛髮散佈丘疹紅，小膿疱疹癢兼痛，
疔癤腫痛熱化膿，皮色如丹紅腫痛，
界清灼手壓退紅，手足感染常化膿，
繼見向心紅線條，患肢腫脹臖核痛。
發熱惡寒症狀重，全身不適舌絳紅，
脈象弦數或滑數，苔薄黃或黃膩濁。
督脈**大椎**解熱中，**靈台**治癤經驗懂，
曲池瀉合手陽明，**血海**涼血化瘀壅。
丹毒三棱針點紅，高熱不退加委中，
瀉合谷把曲池助，尺澤針瀉肢紅腫。

【操作手法】

方中諸穴針用瀉法，刺激宜較強，間歇留針30分鐘。癤腫初起，結節硬腫，紅熱疼痛者，可於癤腫頂部用隔蒜灸3壯；若係丹毒，可于皮損周圍用三棱針散刺出血；若患紅絲疔，用三棱針先在紅絲盡端刺一針，然後沿紅絲每隔2～3公分距離，在刺數針出血。若高熱不退加刺尺澤，委中出血；若皮損在上肢，紅腫熱痛甚者，加刺尺澤出血，在下肢加委中點刺出血。

四、清熱除濕法

【治法處方】

皮膚紅斑疱簇團，灼熱刺痛排成段，
水疱丘疹搔破爛，皮膚瘙癢不間斷，
糜爛流滋抓痕斑，舌紅苔黃膩熱燔，
皮膚增厚脈滑數，皮損胸脇累腰纏。
曲池合穴疏風散，**內庭**滎穴瀉火擅，
脾經合穴**陰陵泉**，**三陰交**會脾濕煽。
血海涼血化瘀潭，便秘支溝三焦轉，
皮損面頸瀉風池，合谷疏瀉配外關。

【操作手法】

皮膚局部用圍針法，即在皮損之頭、尾各刺 1 針，兩旁則根據皮損之大小，選 1～2 點，取 25 公分長毫針向皮損中央作沿皮刺，出針時搖大針孔，略加擠壓，令稍出血。也可用皮膚針在皮膚周圍正常皮膚上密集叩刺，以局部微滲血為度。與皮損部位相應的夾脊穴，即皮損如在第 5 肋間，則取同側胸 4～胸 6 夾脊穴，諸穴均用瀉法，刺激宜較強，留針 30 分鐘。熱輕濕重者，在留針過程中可加用艾條溫灸皮損局部。

五、消瘀散結法

【治法處方】

皮膚紫癜或瘀斑，暗紅結節腫痛伴，
或現皮膚贅疣物，邊緣清楚有白斑，
苔薄白而舌紅淡，舌尖瘀點邊瘀斑，

舌下青紫脈弦細，慢性潰瘍肉芽暗。

血會**膈俞血海灘**，血郄**委中**除陳菀，

針瀉行氣瘀血散，**三陰交會**三陰搏。

咽痛曲池合谷斬，肺俞曲池風市攔，

宣通皮毛之氣血，歷代醫家經驗傳。

【操作手法】

　　方中諸穴針用瀉法，刺激宜較強，留針 15 至 20 分鐘。瘀證較重者，膕窩紫絡明顯者，委中可用三棱針點刺出血。皮損局部的針灸法，則因病而異，若係紅斑結節，可在皮損上、下、左、右取 4 點用三棱針點刺出血。如係白癜風，可用皮膚針重叩皮損局部，至微微出血為度，然後再用艾條溫灸 15 分鐘，隔日 1 次。如係贅疣，取 26～28 號 15～25 公分較粗短之毫針，左手捏緊「母疣」基底盤，以減輕針刺疼痛，右手持針先在母疣中心垂直刺至疣底部，用大幅度快速捻轉提插 20 次左右，然後搖大針孔，迅速出針，令稍出血。如疣體較大，可於疣體與皮損交界處作「十」字形，加刺 2 針，穿透對側，施同樣的手法，隔 1～2 天針刺 1 次。或用與疣體大小相等的艾炷直接灸 1～3 壯，然後用鑷子剝離疣體，創口用 2％碘酊塗擦。如係皮膚慢性潰瘍，久不收口，可用艾灸懸灸潰瘍處及其周圍，每日 1 次。

六、養血潤膚法

【治法處方】

　　皮損成片厚粗糙，色淡灰白脫皮屑，

　　脈象弦細苔薄白，狀如牛皮膚乾燥。

血會膈俞養血要，肝脾腎經三陰交，

脾俞腎俞足三里，風池曲池風自消。

心悸失眠內關到，神門養心安神躁，

皮損邊緣向中找，叩擊皮損膚紅潮。

【操作手法】

　　風池、曲池針用瀉法，其餘諸穴均用補法。苔蘚樣變之皮損局部，採用圍刺法，取 4～6 點，針尖由皮損邊緣向中心沿皮平刺，留針 20～30 分鐘，同時用艾條溫灸或用隔蒜灸，也可用皮膚針叩打皮損之周圍，至皮膚潮紅為度。

七、補氣益血法

【治法處方】

　　癮疹反覆常發作，纏綿不癒勞累複，

肉芽蒼白疹塊淡，潰瘍日久口不收。

年老膚燥瘙癢篤，神疲乏力面白塗，

心悸氣短納寐差，舌胖苔白脈細弱。

補脾足三里脾俞，氣海血海氣血督，

調血之要會**膈俞**，神闕益氣培元土。

癮疹纏綿風門疏，心悸寐差神門主，

慢性潰瘍灸局部，標本兼治症狀除。

【操作手法】

　　主方諸穴針用補法，並加艾條溫灸，留針 20～30 分鐘。慢性蕁麻疹反覆發作者，加風門輕瀉手法，神闕用拔火罐法，每日 1 次，每次拔罐 15 分鐘左右；慢性潰瘍久不收口加皮損局部，用艾條懸灸，每日 1 次，每次 20 分鐘。

八、補益肝腎法

【治法處方】

　　頭髮成片脫落地，頭皮光滑新髮虛，
　　面黃褐色斑成片，大小不一分佈齊，
　　頭昏失眠耳鳴笛，腰膝痠軟目眩暈，
　　月經不調發斑禿，舌淡苔少脈弦細。
　　肝俞腎俞肝腎益，填精滋腎輸**太谿**，
　　三陰交會肝腎脾，精血雙補化神機。
　　密刺患部疏經氣，標本兼顧補通平，
　　頭昏耳鳴百會益，月經不調關元理。

【操作手法】

　　以上諸穴針用補法，肝俞、腎俞並加艾條溫灸。脫髮局部視其面積大小，小者可用「十字交叉平刺法」，即一針以左右方向平刺於脫髮斑下，另一針以前後或上下方向平刺，二針皆通過斑禿區之中心；面積大者，則採用「四面對刺法」，即在斑禿區的上、下、左、右各平刺1針，針尖均刺向斑禿中心，留針15分鐘，同時配合艾條溫灸；也可用皮膚針輕叩密刺禿髮局部，叩刺後再加艾條溫灸15分鐘，每日1次。

九、溫陽祛寒法

【治法處方】

　　手足末端刺痛麻，厥冷蒼白循環差，
　　甚則指端青紫尖，屈伸不利壞死它，
　　或有入冬凍瘡發，或有遇寒風團發，

或有發紅水疱症，舌淡苔白瘙癢大，
脈沉細或細澀查，**脾俞**益氣溫補法，
腎俞命門補命火，**關元**三陰任脈岔，
督脈**大椎**陽海納，手病合谷**內關**加，
足病解谿三陰交，疏通經絡活血法。

【操作手法】

以上諸穴針用溫補手法，留針 30 分鐘，同時用艾條溫灸，或出針後用隔附子餅灸。

十、疏肝理氣法

【治法處方】

情志抑鬱發脫落，脫之成片至全禿，
胸膺腰脇灼熱痛，帶狀疱疹集成簇，
扁平丘疹奇癢苦，苔蘚樣變皮增厚，
發於頸項肘膕處，遍體瘙癢膚如故，
夜不安寐苔白薄，舌淡脈弦細斑禿。
肝俞期門俞募配，疏肝理氣化鬱火，
風池行間瀉風火，**血海**活血化瘀絡，
皮損圍刺火罐拔，失眠神門寧心助。

【操作手法】

以上諸穴針用瀉法，留針 20～30 分鐘。如係斑禿用「十字交叉平刺法」或「四面對刺法」。具體操作參見「補益肝腎法」；如係全禿可用麵粉一小團，做成一塊薄麵餅，貼於頭部，然後在面餅上拔火罐 5～6 只，每日 1 次，左右兩側交替拔罐。如係帶狀疱疹，可採用局部圍針法，針尖向皮損的中央作沿皮平刺，水疱局部用艾條懸

灸。如係神經性皮炎，也可用毫針局部圍刺，或用皮膚針叩打皮損周圍，並用艾條溫灸皮損處。

第九節　眼病治法與處方

一、祛風清熱法

【治法處方】

目熱灼痛癢交作，熱淚頻流稀眵多，

胞瞼微腫白睛紅，咽腫頭痛脈浮數。

風池合谷清泄熱，**太陽攢竹**刺血出，

惡寒發熱針大椎，少商迎香表熱疏。

【操作手法】

風池向對側目眶下斜刺，必須掌握解剖，謹防意外；太陽向眼球方向斜刺；攢竹向絲竹空透刺。方中諸穴針用瀉法，刺激宜較強，留針 20～30 分鐘。少商用三棱針點刺出血。胞瞼紅腫白睛紅赤甚者，太陽、攢竹 2 穴，可于出針時搖大針孔，令稍血出，或於針刺後，再用三棱針點刺出血。

二、祛風通絡法

【治法處方】

胞輪振跳瞼下垂，目睛瞤動偏斜位，

視一為二動不靈，舌苔脈象風邪圍。

風池治風把邪追，瀉**陽白**助**攢竹**配，

睛明要穴五脈會，**球後**上看謹慎為。

上瞼下垂球後吹，絲竹空透電針配，

目斜墜睛加上明，上提目珠氣血匯。

【操作手法】

　　陽白針尖向下平刺透魚腰；攢竹針尖向絲竹空平刺；睛明針刺時，囑患者閉目，術者用左手食指將眼球輕輕推向外側固定，用指切押手法切準穴位，右手持針，注意避開皮下血管，沿眼眶骨邊緣緩緩刺入，深約 25～30 公分，輕輕捻轉，不宜提插，可以留針，出針時用乾棉球輕壓穴旁，出針後繼續壓迫針孔 1～2 分鐘，以防出血；針球後穴時，囑病人眼向上看，固定眼球，針尖沿眶緣進針，略向上方，朝視神經方向直刺 25～30 公分，作小幅度輕緩的提插捻轉，出針後亦應用乾棉球壓迫針孔 1～2 分鐘；絲竹空針尖向攢竹平刺；針上明時，輕壓眼球向下，沿眶緣緩慢直刺 15～20 公分，輕捻轉，不提插，出針後亦應用乾棉球壓迫針孔片刻。胞瞼振跳，目睛瞤動者，諸穴均用瀉法，留針 30 分鐘；上瞼下垂，目珠偏斜，視一為二者，除風池針用瀉法外，其餘各穴皆用補法；陽白、攢竹、絲竹空 3 穴也可配電針治療，通電 15～20 分鐘。

三、清熱瀉火法

【治法處方】

　　胞瞼邊緣紅腫痛，形成結節麥粒腫，
　　白睛赤脈甚溢血，大眥紅赤又刺痛，
　　黑睛生翳眵淚多，羞明刺癢感灼痛，
　　苔黃脈洪或弦數，便結尿赤舌質紅。
　　魚際肺滎清肺壅，**睛明四白**目疾從，
　　眼疾要穴**瞳子髎**，胃火**內庭**消腫痛，

針灸治法與處方歌訣

少衝內關心熱轟,肝火行間清熱功,

陽明合谷瀉肺火,支溝抽薪便秘通。

【操作手法】

睛明刺法,參見「祛風通絡法」中所述,魚腰針尖向下斜刺透上明,或向眉梢平刺透絲竹空,四白直刺或針尖向上斜刺透承泣;瞳子髎針尖向外斜刺。以上諸穴均用瀉法,間歇留針 15 分鐘。因於胃火者加瀉內庭,因於心火者加瀉內關,並刺少衝出血,因於肺火者加瀉魚際、合谷,因於肝火者加瀉行間,便結尿赤者加瀉支溝。

四、疏肝理氣法

【治法處方】

頭痛目脹眼昏渺,視物變形或物飄,

或見青盲或暴盲,舌淡脈弦細苔少。

肝俞光明肝膽照,**睛明球後**眼周繞,

頭痛風池瀉太陽,**翳明**新穴目疾要。

目痛甚者上星找,頭臨泣刺血絡道,

疏經通絡祛瘀痛,通利玄府氣血調。

【操作手法】

睛明、球後針用平補平瀉法,小幅度捻轉,其餘諸穴均用瀉法,留針 15～20 分鐘。太陽、上星、頭臨泣 3 穴還可以三棱針點刺出血。

五、平肝熄風法

【治法處方】

目睛瞤動珠偏視,瞳神散大物倒置,

或見胞輪時振跳，青風暴盲急躁志，
頭痛眩暈紅舌質，苔白脈弦辨證知，
風陽亢和虛風生，肝風內動病因四。
風池肝俞太衝適，脾歸血聚血海刺，
睛明球後攢竹瀉，行間照海肝風止。

【操作手法】

　　睛明、球後針用平補平瀉法，手法應輕巧，不宜作大幅度撚轉提插；攢竹、風池、肝俞、太衝、行間，針用瀉法，刺激宜較強，間歇留針 30 分鐘；照海、血海用補法留針。

六、益氣養血法

【治法處方】

　　面色萎黃視物花，胞瞼開合無力乏，
　　肝虛雀目睛生翳，頭暈甚則胞垂下，
　　視易形色視物差，甚盲不見神疲乏，
　　舌淡苔白脈細弱，氣短心悸氣血垮。
　　足三里補脾俞加，**睛明球後**眼周紮，
　　膈俞百會養氣血，陽白攢竹抑垂下。

【操作手法】

　　以上諸穴針用補法，留針 15～20 分鐘。除眼區周圍穴外，其他穴位可在留針的過程中加艾條溫灸。上瞼下垂者加陽白，針尖向下平刺透魚腰，攢竹針尖向眉梢平刺透絲竹空。隔日 1 次，10 次為 1 療程，休息 1 週後，再作第 2 療程。

七、補益肝腎法

【治法處方】

眼內乾澀冷淚流，視野縮小形色走，

白睛微赤睛生翳，頭暈耳鳴瞳神朽，

近視複視雀目有，色盲青盲顛倒頭，

陰陽偏虛舌脈辨，少苔舌胖脈象究。

肝俞腎俞光明榮，**睛明球後**眼周求，

陰虛太谿三陰交，陽虛關元命門紐。

頭臨承泣治淚流，調攝氣血法依舊。

【操作手法】

以上諸穴針用補法，留針 20～30 分鐘。承泣針刺時，以左手食指輕推眼球向上，針尖緊靠眶緣緩慢直刺 25～30 公分，作小幅度輕緩撚轉，出針時用幹棉球按壓針孔 1～2 分鐘。偏于陽虛者，肝俞、腎俞、關元、命門等穴，同時加灸。

八、金針撥障法

古金針開內障法，現代醫學手術拿，

主治老年白內障，手術器械一把把。

術前眼藥睫毛拔，充分擴瞳皮膚擦，

消毒潔淨去手術，術前藥物或針麻。

施術醫患同側趴，手術方案醫生拿，

拔障針有凸凹面，操作程式較複雜。

整理切口棉簽擦，術畢用藥眼包紥，

注意事項要牢記，術後耐心護理它。

【附】金針撥障操作手術方法

本法爲古代中醫金針開內障手法，結合現代醫學手術方法改進而成的一種白內障手術。即將混濁之晶狀體，撥斷懸韌帶後，移位至玻璃體前下部，貼附於鋸齒緣處。

【主治證候】

老年性白內障成熟期。

【手術器械】

撥針1具，開瞼器1具，眼瞼拉鉤1把，眼科用銳角形小尖刀片1片，相配之刀柄1把，固定鑷子1把，無齒結膜鑷1把。

【術前準備】

1. 術前以0.25%氯黴素液滴眼3日。

2. 術前半日剪睫毛，並用生理鹽水或0.1‰新潔爾滅液沖洗結膜囊。

3. 術前充分擴瞳，用1%阿托品眼液滴眼，或加用2.5%～5%新福林液交叉點眼。

4. 眼瞼周圍皮膚以肥皂水擦洗潔淨，用75%酒精消毒，再用消毒紗布覆蓋後，進入手術室。

【麻醉方法】

1. 藥物麻醉：常規消毒後，以1%的卡因眼液滴眼3次表面麻醉，再用2%奴佛卡因2毫升加入0.1%腎上腺素2滴，球後注射麻醉。

2. 針刺麻醉：術前半小時，針刺陽白透魚腰，配穴合谷，接針麻儀，中等刺激量。

針灸治法與處方歌訣

【施術體位】

患者平臥手術臺上，右眼手術時，術者坐于患者後方；左眼手術時，術者坐于患者左側。光源直對手術眼。

【操作手法】（以左眼為例）

1. 切口：置開瞼器後，術者持固定鑷子於 6 點鐘位處靠近角膜緣夾持結膜固定眼球。持銳角形小尖刀，於外直肌與下直肌之間，距角膜緣後約 4～5 毫米處，平行角膜緣，垂直刺穿球結膜、鞏膜、睫狀體扁平部而達玻璃體，切口長約 3 毫米。

2. 撥障：持撥障針，凸面向上，垂直伸入切口（伸入切口時應無阻力，若有阻力，應考慮睫狀體扁平部之內口是否太小，必須重新擴大內口），待撥針扁平部完全插入眼球後，退出撥針扁平部之半，轉撥針成水平位，柄端略貼病員面部。

撥針於睫狀體之下，針頭向瞳孔中央徐徐移動進針，經過虹膜與晶狀體之間，針端即顯露出，在瞳孔緣 3～4 點鐘處向上，達 12 點鐘位。

撥針凹面貼靠晶狀體，撥斷晶狀體顳側懸韌帶，再將撥針繞至晶狀體後，此時撥針凹面向上，輕輕上下移動，劃破玻璃體前界膜，然後轉撥針凹面向下，退出撥針待扁平部露出切口 1／2 時，依前法重新進針至晶狀體前部達鼻側，撥斷晶狀體鼻側懸韌帶。然後用撥針凹面貼附晶狀體鼻上方，向顳下方輕壓。使晶狀體懸韌帶全部斷帶，附貼於顳下鋸齒緣附近。若 6～9 點鐘位尚有少許懸韌帶未全斷者，再用撥針凹面推晶狀體向顳上方，使該區懸韌帶全部斷完，再壓晶狀體向顳下。

第三章 針灸治法與處方

撥針壓貼晶狀體數分鐘後，放鬆撥針，視晶狀體不復上浮，方輕輕退出撥針。

3. 整理切口：出針後，用棉簽輕輕拭淨傷口殘血，用鑷子整理結膜，使完整之球結膜覆蓋於鞏膜切口之上，保護切口。

4. 術畢塗 1%阿托品眼膏及抗生素眼膏，雙眼包紮。

【注意事項】

1. 晶狀體懸韌帶必須全部撥斷，以免導致晶狀體上浮。

2. 操作應輕柔，進針方向必須準確，勿損傷虹膜及睫狀體。進針時若有阻力，切勿猛力推進，應仔細檢查是否睫狀體扁平部之內口太小，須擴大內口後再度進針。以免睫狀體損傷，導致出血或炎症。

3. 斷帶困難時，特別應注意，勿使晶狀體破裂。

4. 注意劃破玻璃體前界膜，防止術後繼發青光眼。

5. 進針勿太深，操作幅度不能太大，以免損傷視網膜。

【術後護理】

1. 術後患者半臥位休息，軟食 3 日。

2. 每日用抗生素眼膏及 1%阿托品眼膏換藥 1 次，第 3 日後除去包紮，4～5 日後下床活動。

3. 術後 1 月之內不宜作深彎腰等動作，以防晶狀體浮起。

4. 術後 1 月，即可驗光配鏡。

【適應範圍】

本法僅適用於老年性白內障成熟期。因老年性白內障

質地較硬，不易撥破，而晶狀體懸韌帶較脆易斷，晶狀體比重較大，易下沉固定等，故宜本法。

下列情況，不宜應用：

1. 白內障質地軟嫩，尤以青年患者不宜此法。

2. 併發性白內障。

3. 小眼球、小角膜、淺前房、窄房角及有青光眼趨勢者，皆不宜此術。

4. 玻璃體有液化者。

第十節　耳病治法與處方

一、疏風通竅法

【治法處方】

突然耳閉或耳悶，有如棉花塞耳門，

重聽耳鳴聽覺退，嘔吐眩暈站不穩，

脈象浮數見表證，**外關**絡穴解表恒，

風池少陽陽維會，**聽宮**別名多所聞，

翳風三經向耳伸，眩暈印堂太陽門，

發熱合谷加曲池，噁心內關三里問。

【操作手法】

以上諸穴針用瀉法，間歇留針 30 分鐘。

二、通絡利竅法

【治法處方】

情志抑鬱或怒暴，兩耳失聰突發繚，

耳聞巨響氣壓變，毒藥耳聾眩暈搗，

頭昏噁心嘔惡耗，舌淡脈弦數苔少。

近取**耳門翳風**好，**聽會聽宮**瘻脈藥，

遠取**外關**開閉竅，太衝肝俞解鬱曉，

風池太陽熄風陽，內關三里足顯效。

【操作手法】

以上諸穴針用瀉法，留針 30 分鐘。瘻脈並可用三棱針點刺出血。聽會與聽宮可交替應用。還可配合耳竅葦管灸法。其法取 3～4 公分長之細葦管或細竹管一段，一頭用刀削或鴨嘴樣之斜面，把葦管的另一頭插入耳腔，置於艾炷于葦管的斜面上，燃灸 5～7 壯。

三、化痰利濕法

【治法處方】

耳鳴眩暈天地轉，睜目加劇動更環，

嘔惡納呆和便溏，脈象弦滑痰濕粘。

三陰交會脾腎肝，**豐隆**胃絡滌痰頑，

風池翳風陰陵泉，**太陽**奇穴治頭膽。

眩暈甚者開四關，針瀉兩原大腸肝，

啟閉合谷和太衝，嘔吐足三里內關。

【操作手法】

以上諸穴針用瀉法，刺激宜較強，要反覆提插捻轉，留針 30 分鐘。

四、補益肝腎法

【治法處方】

両耳細鳴聽力降，失聰頭昏常健忘，
失眠多夢腰膝軟，辨清虛在陰和陽。
男子遺精早洩漿，女子月經減少量，
舌紅苔少五心煩，脈象細數陰虛像；
男子陽痿滑精常，女子不月閉經量，
脈象沉細苔薄白，陽虛顯舌質淡胖。
肝俞腎俞氣血養，**三陰交**補精氣旺，
翳風聽宮通耳竅，髓海滿盈耳濡養。
陰虛**太谿**滋腎壯，陽虛**關元命門**往，
滋水益火耐心調，針灸補法均用上。

【操作手法】

以上諸穴針用補法，留針 20～30 分鐘，陽虛者並宜加灸，隔日 1 次，10 次為 1 療程，休息 1 週後，再作第 2 療程。

五、益氣養血法

【治法處方】

耳鳴重聽時輕重，遇勞加重久失聰，
聽力下降面少華，健忘失眠頭眩湧，
納呆腹脹神疲慫，脈象細弱耳失榮，
舌淡胖嫩苔薄白，補養**心俞**耳竅充，
脾俞足三里培中，**氣海聽宮**配**翳風**，
頭昏**百會**諸陽會，失眠**神門**心陽通。

【操作手法】

以上諸穴針用補法，留針 20 分鐘，同時加艾條溫灸。

第十一節　鼻病治法與處方

一、宣肺通竅法

【治法處方】

鼻塞流涕噴嚏頻，語音重濁有鼻音，
發熱頭痛有表證，風寒風熱辨分明，
舌淡苔薄脈浮緊，風寒束肺流清涕，
風熱舌質紅苔黃，脈浮數鼻流黃涕。
風池風門擋風襲，隔薑灸增散寒力，
合谷列缺原絡配，肺滎魚際鼻竅利，
迎香斜刺鼻旁起，宣肺發汗邪自驅，
頭痛甚者瀉印堂，增強針感強刺激。

【操作手法】

以上諸穴針用瀉法，提插捻轉，強刺激加強針感，令
病人微微出汗，間歇留針 20 分鐘。迎香針尖向鼻孔方向斜
刺，使針感到達鼻孔內。因于風寒者，風池、風門、迎香
3 穴，出針後加隔薑灸 5～7 壯。

二、清熱化濁法

【治法處方】

鼻塞不聞香和臭，時流濁涕黃粘稠，
氣味腥穢苔黃膩，鼻旁疼痛額眉皺，

惡寒發熱昏帽頭，口苦咽乾健忘粥，
舌紅脈浮或滑數，熱毒蘊鬱在鼻竇。
肺與大腸表裏扣，實瀉其子**尺澤**候，
合谷瀉熱針原頭，**豐隆**胃絡滌痰稠，
迎香宣竅針鼻周，**鼻通**奇穴祛鼻臭。
魚際肺滎降肺熱，風池瀉膽熱散走。

【操作手法】

迎香針尖向鼻孔方向斜刺，鼻通針尖向內上方斜刺。
以上諸穴針用瀉法，刺激宜較強，間歇留針 20～30 分鐘。

三、益氣利竅法

【治法處方】

鼻腔作癢噴嚏頻，鼻塞流涕量多稀，
發病迅速面少華，倦怠懶言氣短虛，
自汗納呆便溏稀，畏寒肢冷痠腰膝，
舌苔薄白舌淡胖，脾肺氣虛脈弱細。
肺俞溫補肺氣虛，**風門**固表護衛氣，
胃經合穴**足三里**，長期施灸補胃脾，
培土生金抗過敏，**印堂迎香**靠近鼻，
腎俞關元腎陰益，疏通氣血鼻竅利。

【操作手法】

風門、肺俞、足三里，針用補法，留針 15～20 分鐘，
留針過程中可加艾條溫灸，每日 1 次，每次 3 壯，連灸數
月。印堂、迎香用平補平瀉法，針後再用隔薑片灸 3～5
壯。畏寒肢冷，腰膝痠軟者加腎俞、關元，用溫補手法，
同時加灸。

四、瀉火止衄法

【治法處方】

　　鼻出血伴孔乾痛，量多色鮮牙齦腫，
　　口乾咽痛苔薄黃，脈洪滑數舌質紅。
　　尺澤合水迎奪火，**少商**肺井刺血絡，
　　合谷原穴泄陽明，**內庭**胃滎身熱終，
　　上星前賢經驗頌，血熱妄行止衄動，
　　迎香手足陽明會，涼血止血散熱壅，
　　若有面赤頭昏痛，肝膽鬱火逆上攻，
　　行間俠谿針瀉火，支溝天樞便結鬆。

【操作手法】

少商、上星用三棱針點刺出血，其餘諸穴均用瀉法。

五、補氣止衄法

【治法處方】

　　鼻腔出血顏色淡，量多淋漓止住難，
　　面色㿠白神疲乏，頭昏心悸納呆脘，
　　脈象細弱統無權，舌苔薄白舌胖淡。
　　脾俞氣海足三里，三穴補虛血歸還。
　　再灸督脈上星探，復補**迎香**陽明挽。
　　頭昏心悸三陰交，益氣養血鼻絡安。

【操作手法】

　　以上諸穴針用補法，留針 15～20 分鐘，脾俞、氣海、
足三里留針過程中可加艾條溫灸。

第十二節 咽喉病治法與處方

一、祛風清熱法

【治法處方】

咽喉紅腫灼熱痛，吞咽痛甚音嘶嚨，

乳蛾腫大頭痛咳，脈象浮數舌質紅。

肺滎**魚際**清肺熱，**少商**點刺消咽腫，

風池合谷疏風熱，天突止咳潤喉嚨。

【操作手法】

少商用三棱針點刺出血，其餘諸穴均用瀉法。

二、清熱瀉火法

【治法處方】

咽喉痛劇伴紅腫，吞咽困難伴痰壅，

乳蛾腫大聲音啞，發熱便結尿赤紅，

口渴口乾舌質紅，苔黃膩糙脈大洪。

肺井**少商**刺出血，**魚際**針滎泄肺中，

天突利咽消腫痛，**支溝**三焦經迎奪，

高熱曲池谷合助，**內庭**天樞便秘鬆。

【操作手法】

少商用三棱針點刺出血，其餘諸穴均用提插捻轉瀉法，刺激宜較強，間歇留針 20～30 分鐘。

三、滋陰降火法

【治法處方】

　　咽乾不適微癢痛，乾咳無痰感異物，
　　痰少而粘吭覺舒，聲音嘶啞日久重，
　　潮熱盜汗咽暗紅，手足心熱頭昏蒙，
　　腰膝痠軟夜失眠，苔少脈細數舌紅。
　　照海腎經陰蹻通，**廉泉**滋陰潤喉嚨，
　　輕瀉肺滎**魚際**穴，**天突**化痰清肺宮，
　　增音利咽祛熱壅，太谿滋腎益陰中，
　　斂陰止汗補陰郄，養心安神神門功。

【操作手法】

　　魚際針用瀉法，其餘諸穴均用補法，留針 15～30 分鐘。針刺增音穴要避開頸脈動，針尖向內上方斜刺 25 公分左右，刺激不宜過強。

四、理氣散結法

【治法處方】

　　咽中不適如有物，吞之不下咳不出，
　　飲食無妨受情恐，鬱怒失音語聲無，
　　啼哭咳聲無異常，脈弦細苔白膩薄。
　　太衝合谷四關所，清化痰濁瀉**豐隆**，
　　氣會**膻中**寬胸廓，**天突**利咽滋潤喉。
　　內關和胃降氣逆，神門寧心安神樂。

【操作手法】

　　以上諸穴針用瀉法，中等刺激量，間歇留針 30 分鐘。

五、疏經活絡法

【治法處方】

軟腭下垂不能提，說話語言音不利，

吞咽困難聲嘶啞，進食易反流入鼻，

舌淡苔薄白又膩，風邪入絡脈弦細。

啞門舌厭是別名，**風府**入腦舌本異，

扶突陽明多血氣，**廉泉**針向舌根底，

奇穴增音和**舌咽**，電針**外金津玉液**，

督脈陽維舌根系，**天突**相助吞咽利，

上廉泉居下頜部，疏通經絡啟竅閉。

【操作手法】

廉泉進針後，先向正中舌根部斜刺 30 公分左右，捻轉提插得氣後，把針退至皮下，按同樣的方法向左右兩側斜刺，呈「爪」字狀；上廉泉、舌咽、外金津玉液，針尖均向上直刺 25 公分左右；扶突針刺時，要注意避開頸總脈動，直刺 20～30 公分，不宜過深；其餘諸穴均按常規手法操作，施用補法，刺激宜較強，頜下及頸部腧穴，也可配合溫灸或電針治療，每穴通電針 15～20 分鐘。隔日針灸 1 次，15～20 次為 1 療程，休息 1 週後，再作第 2 療程。

第三章 針灸治法與處方

第十三節　口腔病治法與處方

一、疏風清熱法

【治法處方】

突然劇烈發牙痛，冷減熱增牙齦腫，
形寒身熱渴便結，脈浮弦數舌質紅。
牙痛效穴是**合谷**，**風池**通絡驅熱風。
加下關治上牙疼，加頰車止下牙痛，
發熱加瀉大椎穴，便秘支溝腑滯通。

【操作手法】

以上諸穴針用瀉法。先針風池、合谷瀉法強刺激，行
針1～2分鐘，如牙痛迅速緩解，就針此兩穴，繼續留針即
可。如果疼痛緩解不明顯，則上牙痛者加刺下關，下牙痛
者加刺頰車。行針時，使患者合口，上下齒稍用力咬緊，
痛止後放鬆，繼續留針20～30分鐘。

二、清胃瀉火法

【治法處方】

牙痛甚劇牙齦腫，頰腮焮熱得熱重，
咀嚼困難口渴臭，便秘尿赤脈數洪。
陽明腑熱瀉**合谷**，蘊熱上沖腑氣通，
胃滎**內庭**清胃宮，**下關頰車**消腫痛，
便秘支溝上巨虛，釜底抽薪建奇功。

【操作手法】

以上諸穴針用瀉法，反覆提插捻轉，行針 2～3 分鐘，然後留針 20～30 分鐘。

三、清心瀉火法

【治法處方】

舌體紅腫伴疼痛，舌下血脈紫脹腫，

伸舌不利飲食難，發熱項強頭疼痛，

大便秘結小便紅，舌絳苔黃脈數洪。

通里勞宮瀉心火，**廉泉**刺舌止腫痛，

合谷迎奪導熱行，**金津玉液**消瘀腫。

風池曲池疏風邪，支溝上巨虛便通，

清三焦火導積滯，釜底抽薪起作用。

【操作手法】

金津玉液用三棱針點刺出血，其餘諸穴均用瀉法。

四、滋腎降火法

【治法處方】

牙齒間歇陣隱痛，晨輕發作暮發重，

腰膝痠軟舌苔少，牙齦萎縮舌嫩紅。

腎原**太谿**滎**然谷**，**合谷**要穴治牙痛。

加下關治上牙疼，加頰車止下牙痛，

腎俞志室壯骨齒，虛實辨證齒齦中。

【操作手法】

然谷、合谷，針用瀉法，太谿、腎俞、志室，針用提插捻轉補法，均留針 20～30 分鐘。

五、舒筋通絡法

【治法處方】

顳下頜關節疼痛，關節彈響咀嚼重，
張口受限苔薄白，脈象弦細舌淡紅。
太陽少陽會**聽宮**，**下關頰車**針瀉從，
合谷驅風利關節，風池太陽治頭痛。

【操作手法】

先針聽宮，張口取穴，進針 25～30 公分，使針感向面頰部放射；合谷後再針下關，針尖稍向後進 30 公分左右，使針感擴散至整個顳頜關節；針頰車時，針尖微向上斜刺，使針感放射到整個頰部；均用中等刺激瀉法，間歇留針 20～30 分鐘，同時加艾條懸灸，或溫針灸法；合谷用平補平瀉法，刺激宜較強，間歇留針。頭昏頭痛加刺風池、太陽，施以瀉法，靜止留針。

附錄一
經外奇穴的定位及圖解

二畫

二白 腕橫紋上 4 寸，橈側腕屈肌腱兩側，一手 2 穴。直刺 1 寸。（見圖 1）

十宣 兩手十指尖端，距指甲約 0.1 寸。直刺 0.1 寸，或點刺出血。（見圖 2）

八風 足背的趾縫間，左右共 8 穴。直刺或向足跟方向斜刺 0.5～0.8 寸，或點刺出血。（見圖 3）

八邪 手背的指縫間，左右共 8 穴。握拳取之。向手腕方向斜刺 0.5～0.8 寸，或點刺出血。（見圖 4）

三畫

三角灸 以患者兩口角之間的長度為一邊，作等邊三角形，將頂角置於患者臍心，底邊呈水平線，兩底角處是穴。直接艾炷灸或隔薑片灸。（見圖 7）

上明 眉弓中點，眶上緣下。針刺時輕壓眼球向下，向眶緣緩慢直刺 0.5～1.2 寸。（見圖 9）

上廉泉 舌骨體上緣中點的廉泉穴與下頜骨下緣連線的中點。向上直刺 1～1.3 寸。（見圖 11）

子宮穴 臍下 4 寸，旁開 3 寸。直刺 0.8～1.2 寸。（見圖 7）

四畫

太陽 眉梢與目外眥的中點，向後約 1 寸凹陷處。針尖可以向耳側、眼側或向下斜刺 0.5～0.8 寸，亦可點刺出血。（見圖 10）

中泉 腕背橫紋中，指總伸肌腱橈側緣凹陷中。直刺 0.3～0.5 寸。（見圖 4）

五畫

四花穴 以繩繞患者頸項，後平大椎，前齊喉結，兩端下垂至胸骨劍突下切斷，然後轉向背後，大椎、喉結仍對準，繩端著脊作一假點；另用一繩作「ㄇ」形，由鼻中隔下垂至兩邊口角切斷，即以此繩中點直置假點上，其上下兩端著脊處，用墨點記，復又橫置，其左右兩端著處兩點記之，共得四點是穴。用艾炷灸法。

四神聰 百會穴前後左右各 1 寸處，共 4 穴。4 穴均向百會穴平刺，或各向前、後、左、右平刺 0.5～0.8 寸。（見圖 12）

四縫 第二、三、四、五指掌面，第一、二指關節橫紋中點。點刺出血或擠出少許黃白色透明粘液。（見圖 5）

印堂 兩眉頭的中間，鼻尖直上。向下平刺 0.5～0.8 寸。（見圖 9）

外金津玉液 上廉泉穴旁開 0.3 寸。向上直刺 1～1.3 寸。（見圖 11）

針灸治法與處方歌訣

六畫

百勞　在第七頸椎棘突下的大椎穴直上 2 寸，再旁開 1 寸。直刺或針尖略向項中線斜刺 0.8～1.2 寸。（見圖 8）

夾脊　從第一胸椎至第五腰椎棘突下各旁開 0.5 寸，左右共 34 穴。直刺或略向背中線斜刺 0.5～1 寸。（見圖 8）

舌咽　廉泉穴旁開 1 寸。針尖向上直刺，或略向上後方斜刺 0.8～1 寸。（見圖 11）

七畫

肘尖　屈肘，當尺骨鷹嘴的尖端。用灸法。（見圖 6）

八畫

定喘　大椎穴旁 0.5 寸。直刺 0.5～0.8 寸。（見圖 8）

肩內陵　腋前皺襞頂端與肩髃穴連線的中點。直刺 1～1.5 寸。（見圖 1、7）

金津玉液　舌系帶兩側靜脈上，左為金津，右為玉液。點刺出血。（見圖 13）

魚腰　眼平視，當瞳孔直上眉毛中點處。針尖可以向眉頭、眉梢或向下平刺 0.3～0.5 寸。（見圖 11）

肺熱　第三胸椎棘突下，旁開 0.5 寸。直刺 0.5～1 寸。（見圖 8）

九畫

神聰　即四神聰。詳四神聰穴條。（見圖 12）

胞門子戶　臍下 3 寸，旁開 2 寸，左名胞門，右名子

戶。直刺 1～1.5 寸。（見圖 7）

十畫

挾承漿　承漿穴旁開 1 寸。向承漿穴或向下頜角平刺
0.5～1 寸。（見圖 11）

海泉　舌下系帶中點處，金津玉液之中間。針 0.2 寸
或點刺出血。（見圖 13）

十一畫

球後　眼眶下緣外 1/4 與內 3/4 交界處。輕推眼球向
上，緊靠眶緣緩慢直刺 0.8～1.2 寸，小幅度捻轉，不宜提
插。（見圖 9）

患門　以紙繩于患者足大趾端經足跟中至䐀橫紋之長
為度，將此長度自鼻尖沿中線向後量至背脊，從其盡處再
旁開自鼻柱底至口角端距離是穴。艾炷灸或艾條灸。

十二畫

痞根　第一腰椎棘突下，旁開 3.5 寸。直刺 0.8～1.2
寸。（見圖 8）

十三畫

腰眼　第四腰椎棘突下，旁開 3～4 寸凹陷處。直刺或
略向背中線斜刺 1～1.2 寸。（見圖 8）

十四畫

鼻通　鼻唇溝上端盡處。向內上方平刺 0.3～0.5 寸。

（見圖 10）

十五畫

鶴頂　髕骨上緣正中凹陷處。直刺 1～1.2 寸。（見圖 3）

增音　喉結與下頜角連線的中點。避開頸動脈，朝咽喉方向刺 1～1.2 寸。（見圖 10）

膝眼　髕骨下緣，髕韌帶兩側凹陷中。外側名外膝眼，內側名內膝眼。向膝中斜刺 0.8～1.2 寸。（見圖 3）

十七畫

膽囊穴　陽陵泉穴下 1～2 寸處，以指按壓該部，最痛的一點是穴。直刺 1～2 寸。（見圖 3）

闌尾穴　足三里穴直下 2 寸。直刺 1～1.5 寸。（見圖 3）

翳明　乳突下緣，翳風穴後 1 寸。直刺 0.5～1 寸。（見圖 10）

十八畫

瘋風穴　中指末節指腹下緣正中之指間關節橫紋上方。用小艾炷灸法。（見圖 5）

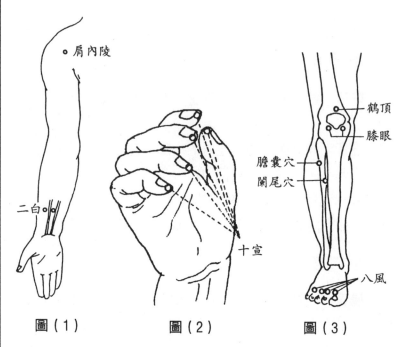

圖（1）　　　　　圖（2）　　　　　圖（3）

針灸治法與處方歌訣

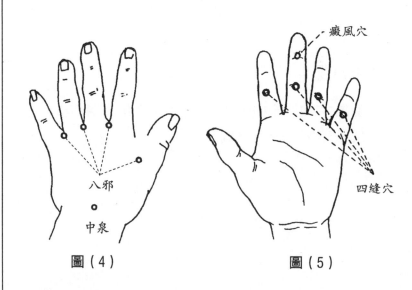

圖（4）　　　　　圖（5）

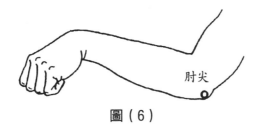

肘尖

圖（6）

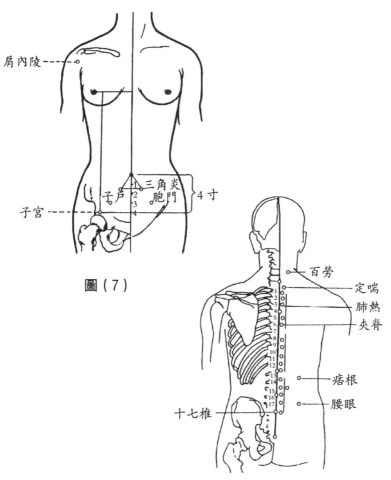

肩內陵

三角炎
子戶　胞門
子宮

4寸

圖（7）

百勞
定喘
肺熱
夾脊

痞根

腰眼

十七椎

圖（8）

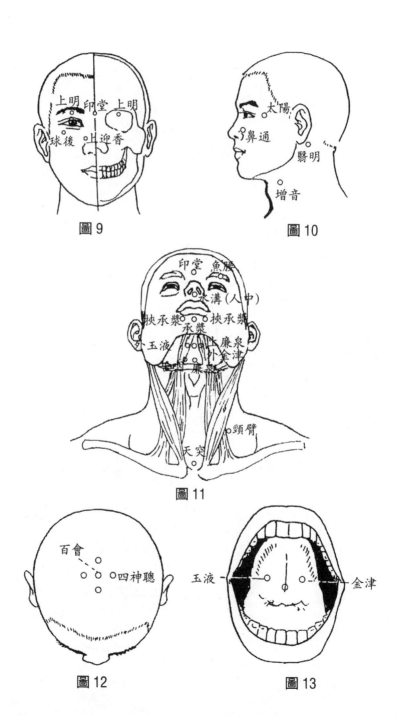

針灸治法與處方歌訣

圖9　　　　　　　　　圖10

圖11

圖12　　　　　　　　　圖13

附錄二
經灸治法、處方及適應證一覽表

經灸治法		經灸處方		適應證
		主穴	配穴	
六淫病治法與處方	風病治法 疏風解表法	大椎、風池、風門、外關	鼻塞甚者加迎香；咳嗽甚者加肺俞	風寒表證。凡外感熱病初起，如普通感冒或流行性感冒等具有風寒表證者
	疏風清熱法	大椎、風池、曲池、合谷、魚際	頭痛甚者加太陽；乳蛾腫痛加少商；咳嗽甚者加列缺	風熱表證。凡外感熱病初起，如上呼吸道感染或流行性感冒、急性扁桃體炎等具有風熱表證者
	疏風化濕法	風池、外關、合谷、足三里、陰陵泉	脘痞嘔惡者加中脘、內關	風濕在表之證。凡外感熱病初起，如上呼吸道感染、流行性感冒、風濕熱等具有風濕困於肌表見症者
	祛風通絡法	風中經絡口眼喎斜：風池、頰車、地倉、四白、陽白、攢竹、合谷。 風中經絡半身不遂：上肢：肩髃、曲池、手三里、外關、合谷	人中溝歪斜其者加水溝； 頦唇溝消失加挾承漿； 耳後疼痛加翳風。 半身不遂除上列處方外，上肢還可輪取大椎、肩髃、臂臑、中泉、後谿等穴	風中經絡之證。周圍性或中樞性面神經麻痹、腦血管疾病引起的後遺症、腦炎後遺症、小兒麻痹症等
		下肢：環跳、髀關、伏兔、風市、陽陵泉、足三里、懸鐘、解谿、三陰交	下肢尚可輪取腰陽關、陰市、崑崙、丘墟等穴； 肌膚不仁者，可用皮膚針叩刺患部； 舌強語蹇者加啞門、廉泉或上廉泉	風中經絡之證。周圍性或中樞性面神經麻痹、腦血管疾病引起的後遺症、腦炎後遺症、小兒麻痹症等

185

經灸治法			經灸處方		適應證
			主穴	配穴	
六淫病治法與處方	風病治法	祛風蠲痺法	顱頜部：下關、頰車、聽宮、合谷； 頸項部：風池、天柱、百勞、大椎、天鼎、列缺； 肩胛部：肩井、天宗、肩髃、肩髎、肩內陵、曲池； 肘部：曲池、手三里、尺澤、少海、天井、合谷； 腕部：外關、陽谿、中泉、陽池、腕骨； 手部：合谷、後谿、八邪； 脊背部：痛處督脈經穴、足太陽膀胱經穴及相應的夾脊穴、委中； 腰部：委中、腎俞、志室、大腸俞、腰眼； 骶髂部：腰陽關、四髎、中膂俞、委中； 髖部：環跳、居髎、陽陵泉； 股部：髀關、伏兔、承扶、殷門、風市、陽陵泉、委中； 膝部：梁丘、血海、鶴頂、膝眼、膝陽關、陽陵泉、曲泉； 小腿部：委中、陽陵泉、承筋、承山、陽交、懸鐘、陰陵泉、三陰交；	行痺加風門、血海；痛痺加命門、關元；著痺加陰陵泉、三陰交； 熱痺加曲池、合谷。此外，痺證痛處廣泛，除上列分部配穴處方外，尚可根據「以痛為腧」的原則，加取局部壓痛明顯的阿是穴	風寒濕痺或風濕熱痺。凡風濕性關節炎或肌炎、類風濕性關節炎、骨關節炎、關節周圍病變、筋膜炎、多發性肌炎及神經痛等

經灸治法		經灸處方		適應證
		主穴	配穴	
六淫病治法與處方	寒病治法	踝部：崑崙、太谿、解谿、丘墟、申脈、照海； 足部：八風、太衝、足臨泣、公孫、湧泉；跟部：崑崙、太谿、水泉、僕參		
		祛風止痙法 大椎、風池、筋縮、肝俞、曲池、合谷、陽陵泉、三陰交	牙關緊閉加下關、頰車； 尿閉加中極、水道； 便秘加支溝、承山	風毒致痙之證。破傷風、腦脊髓膜炎等
		發表散寒法 大椎、風門、風池、合谷、複溜	咳喘者加肺俞、膻中	寒邪外來之表寒證。凡外感熱病初起，如上呼吸道感染、流行性感冒等具有表寒證者
		溫中祛寒法 中脘、天樞、氣海、內關、足三里	吐瀉不止，四肢厥冷者加神闕	寒邪入裏之證。急性胃腸炎、食物中毒等引起的急性吐瀉
		逐寒回陽法 中脘、神闕、氣海、關元、天樞、足三里、公孫	氣脫神昏者加百會、水溝	寒邪直中三陰之裏寒重症。凡急性胃腸炎、食物中毒、嚴重凍傷等
		逐寒祛濕法 脾俞、腎俞、氣海、關元、足三里、陰陵泉	脘滿甚者加中脘； 泄瀉甚者加天樞； 帶下綿綿加帶脈； 經行腹痛加三陰交	寒濕傷陽之證。凡慢性胃炎、慢性腸炎、慢性腎炎或內分泌功能失調引起的浮腫，以及慢性宮頸炎、痛經等具有寒濕傷陽證候者
		清暑泄熱法 大椎、曲池、合谷、內關、內庭、湧泉	汗出過多加復溜； 頭痛甚者加太陽； 煩渴甚者加廉泉	暑熱熾盛之證。中暑，日射病可參照此法

經灸治法		經灸處方		適應證
		主穴	配穴	
六淫病治法與處方	暑病治法 清暑開竅法	曲澤、委中、十宣或十二井穴、水溝、勞宮、湧泉	昏迷不醒加百會	暑閉心竅之暑厥證。中暑重症，日射病等可參照此法
	清暑熄風法	曲澤、委中、水溝、勞宮、湧泉、曲池、陽陵泉、太衝	腹肌攣痛加天樞；小腿轉筋加承山	暑陷心營，引起肝風之暑風證。中暑重症，日射病可參照此法
	清暑化濕法	曲池、合谷、內庭、中脘、足三里、陰陵泉	大便溏泄加天樞	暑熱挾濕之證。凡中暑或夏令病毒性感染，沙門氏菌屬感染等暑濕見證者
	濕病治法 清化表濕法	大椎、合谷、內關、足三里、陰陵泉	頭脹重甚者加太陽	濕鬱肌表之證。凡外感熱病初起，如流行性感冒，上呼吸道感染，風濕熱等，具有濕困肌表，衛陽被遏見證者
	祛濕升清法	百會、印堂、太陽、豐隆、三陰交	耳鳴加翳風、聽宮；胸悶泛惡加內關	濕蔽清陽之證。凡血管性頭痛，耳源性眩暈，神經官能症，高血壓等病具有濕蒙清竅見症者
	化濕和中法	脾俞、中脘、內關、足三里、陰陵泉	大便溏泄甚者加天樞	濕阻中焦之證。消化不良，慢性胃炎，慢性腸炎等
	滲濕利水法	肺俞、脾俞、腎俞、三焦俞、水道、陰陵泉	小便癃閉加膀胱俞、中極；肢體浮腫加水分	濕鬱三焦之證。慢性腸炎、尿潴留，慢性腎炎等具有水濕留滯見證者

經灸治法		經灸處方		適應證
		主穴	配穴	
六淫病治法與處方	燥病治法	**清燥潤肺法** 肺俞、尺澤、魚際、照海	發熱加曲池、合谷；胸痛加膻中、內關	燥邪傷肺之證。秋季的上呼吸道感染，急性支氣管炎，肺炎等
		生津潤燥法 廉泉、湧泉、太谿、照海、三陰交	乾咳甚者加肺俞、尺澤；目澀甚者加睛明、四白；大便燥結者加天樞、支溝	燥傷津血之證。秋燥，風溫病，以及乾燥綜合徵等
	火病治法	**清熱瀉火法** 曲池、合谷、內庭、曲澤、委中	神昏譫語加水溝，湧泉；鼻衄、咯血加尺澤、魚際；下血、斑疹加隔俞、血海；大便秘結加支溝，天樞	火邪內熾，氣營兩燔或氣血兩燔之證。凡急性感染性疾病，急性傳染性病等外感熱病，具有邪熱內熾，氣營兩燔或氣血兩燔見證者
		清火解毒法 曲池、合谷、血海、尺澤、委中	喉痹：去委中、血海，加魚際、少商、內庭；痄腮：去委中、血海，加翳風、外關；疔瘡：加心俞、靈台、癰腫局部或「紅絲」局部；丹毒：發於頭面去委中，加內庭；發於下肢去尺澤，加三陰交、紅腫周邊	火毒壅盛之證。諸如急性咽炎、急性扁桃體炎、流行性腮腺炎、疔瘡癤腫及丹毒等
		清熱熄風法 水溝、百會（小兒用印堂）、大椎、十宣或十二井穴、合谷、太衝、湧泉	痰多加豐隆；口喋加下關、頰車	熱極生風之證。凡中樞神經炎症性疾病，如腦炎、腦膜炎等，或其他急性感染性疾病，如中

經灸治法		經灸處方		適應證
		主穴	配穴	
				毒性肺炎、中毒性菌痢、敗血症等疾病中出現腦症狀者,在藥物治療的同時,可參照此法
	祛邪截瘧法	大椎、後谿、外關	熱盛加曲池、合谷;嘔惡加內關、足三里	瘧邪伏於半表半裏之證。間日瘧、三日瘧等可參照此法
痰飲病治法與處方	痰病治法 溫化寒痰法	肺俞、腎俞、天突、中脘、氣海、豐隆	咳喘甚者加定喘;嘔吐甚者加內關	寒痰證。凡寒痰伏肺之咳喘,寒痰停胃之嘔吐,如慢性支氣管炎、支氣管哮喘、慢性胃炎等具有寒痰內停證候者
	清化熱痰法	肺俞、尺澤、魚際、曲池、合谷、豐隆	胸悶胸痛加膻中、內關; 驚悸、不寐加心俞、神門; 喜笑狂妄加風府、水溝、大陵、中衝,去肺俞、尺澤、魚際	熱痰證。凡痰熱壅肺之咳喘胸痛,痰熱擾心之驚悸狂妄,如急性支氣管炎、大葉性肺炎、神經官能症、精神病以及急性感染性疾病高熱時出現的精神症狀等具有熱痰內結證候者
	燥濕化痰法	肺俞、脾俞、中脘、陰陵泉、足三里、豐隆	痰鳴哮喘加定喘、天突; 嘔惡甚者加內關	濕痰證。凡慢性支氣管炎、支氣管哮喘、慢性胃炎等具有濕痰阻滯證候者
	理氣化痰法	廉泉、天突、膻中、內關、期門	頭暈善怒者加太衝;夜寐不安加神門	鬱痰證。神經官能症、慢性咽炎、咽感異常等

針灸治法與處方歌訣

經灸治法		經灸處方		適應證
		主穴	配穴	
痰飲病治法與處方	痰病治法 祛風滌痰法	百會、風府、風池、內關、豐隆、太衝	人事不省加水溝；抽搐瘈厥加神聰；肢體麻木，癱瘓不遂者，可參考風病治法中的「祛風通絡法」治療	風痰證。凡風痰上擾之眩暈，風痰閉竅之中風，風痰蒙心之癲癇，如內耳眩暈病、急性腦血管疾病、癲癇等病
	消痰軟堅法	瘰癧：百勞、天井、瘰癧局部。瘿瘤：頸椎3-5夾脊、天突、水突、瘿瘤局部	潮熱盜汗加間使、陰郄；心悸失眠加神門、太谿；消穀善饑加足三里、內庭；急躁易怒加三陰交、行間；面赤眼突加太衝、睛明	痰凝氣滯所致之痰核、瘰癧，或痰、氣、瘀三者壅結頸前所致之瘿瘤等證。如慢性淋巴結炎，淋巴結結核，單純性甲狀腺腫，良性甲狀腺腫瘤，橋本甲狀腺炎，甲狀腺機能亢進等病
	飲病治法 溫陽化飲法	脾俞、中脘、天樞、水道、陰陵泉、足三里	陽虛較甚，形寒怯冷者加關元、命門；清陽不升，頭暈目眩者加百會、風池	飲停胃腸之痰飲證。慢性胃炎、胃下垂、消化不良等
	逐飲和絡法	肺俞、脾俞、章門、京門、水道、陰陵泉	寒熱往來加大椎、外關	飲留脅下之懸飲證。滲出性胸膜炎可參照此法
	溫肺化飲法	風門、肺俞、膻中、天突、太淵、豐隆	兼有風寒表證者加大椎；心悸舌紫加心俞；面肢浮腫加陰陵泉	飲停胸肺之支飲證。慢性支氣管炎急性發作、肺源性心臟病等
	發汗散飲法	大椎、風門、肺俞、膀胱俞、合谷、復溜	發熱煩躁者加曲池	飲溢肌表之溢飲證。慢性支氣管炎、肺源性心臟病合併感染等
	氣病治法 補氣益元法	脾俞、膻中、氣海、關元、足三里	頭暈目眩加百會；自汗津津加合谷、復溜	氣虛之證。凡年老體弱、病後體虛、煩勞過度，或慢性消耗性疾病中，出現上述氣虛證候者

經灸治法			經灸處方		適應證
			主穴	配穴	
氣血病治法與處方	氣病治法	補氣固脫法	關元、氣海、神闕、百會	神志不清加水溝、素髎	氣脫之證。大汗、大瀉、大失血、精液大泄，以及中風、外傷等病情危重之際，出現上述氣脫證候者，可參照此法作為急救措施之一
		理氣行滯法	膻中、氣海、內關、足三里	胸脅竄痛因於肺氣壅滯者加肺俞；因於心氣失宣加心俞；因於肝氣鬱滯者加肝俞；脘部脹痛甚者加中脘；腹部脹痛甚者去膻中，加天樞；兩脅脹痛甚者加章門；氣滯疝痛去膻中、內關，加歸來、曲泉	氣滯之證。凡胸痛、脅痛、脘痛、腹痛等因於「氣行不暢」、「不通則痛」而致者
		理氣降逆法	膻中、氣海、足三里	肺氣上逆加肺俞、天突；胃氣上逆加中脘、內關；肝氣上逆加肝俞、太衝	氣逆之證。凡因肺氣上逆而致之咳喘，胃氣上逆而致之呃逆、噯氣、嘔吐，肝氣上逆所致之頭痛眩暈、氣上衝胸等
		開竅啓閉法	水溝、百會、合谷、太衝、十宣或十二井穴	氣閉夾痰，喘促痰鳴者加尺澤、豐隆；氣閉夾風，手足瘛瘲者加曲池、風市；氣閉夾火，面紅目赤者加曲澤、湧泉；氣閉夾瘀者，肢體癱瘓者加血海、曲池、合谷、陽陵泉	氣閉之證。凡中風閉證、癇病、小兒驚風等

針灸治法與處方歌訣

經灸治法			經灸處方		適應證
			主穴	配穴	
氣血病治法與處方	血病治法	益氣補血法	膈俞、脾俞、腎俞、氣海、足三里	心悸失眠甚者加心俞、神門；頭暈目眩甚者加肝俞、百會	血虛之證。各種貧血或慢性消耗性疾病中出現血虛證候者
		養血熄風法	風池、肝俞、脾俞、腎俞、足三里、三陰交	頭暈目眩甚者加百會、太陽；手足顫動甚者加合谷、陽陵泉；皮膚瘙癢甚者加曲池、血海	血虛生風之證。各種貧血或慢性消耗性疾病中兼有眩暈、麻木、振顫、瘙癢等虛風內動症狀者
		活血化瘀法	心俞、膈俞、血海、三陰交、心俞、膈俞、血海、三陰交	瘀阻腦絡加風府、百會，伴有半身不遂者，再加肩髃、曲池、合谷、環跳、風市、陽陵泉、懸鐘、髀關、解谿等。瘀血頭痛加風池、太陽、合谷，去膈俞、心俞；瘀阻心胸加膻中、內關、郄門，去血海、三陰交；瘀阻肺絡加肺俞、尺澤、內關，去心俞、三陰交；瘀阻肝脾加期門、章門，去心俞；瘀阻於胃加肝俞、胃俞、足三里，去心俞；瘀阻於腸加大腸俞、長強，去心俞；瘀阻胞宮加歸來、中極，去心俞；瘀阻肢體經絡，根據發病部位，按經取穴，可參考風病治法中的「祛	血瘀證。諸如腦血管疾病後遺症、血管性頭痛、冠心病心絞痛、支氣管炎、咯血、肝脾腫大、消化性潰瘍、消化道出血、痔瘡出血、月經不調、痛經、功能性子宮出血、閉經、血栓閉塞性脈管炎、軟組織扭傷等，具有血瘀證候者

193

針灸治法與處方歌訣

經灸治法			經灸處方		適應證
			主穴	配穴	
氣血病治法與處方	血病治法	涼血止血法	鼻衄：上星、迎香、合谷； 咯血：肺俞、孔最、尺澤； 吐血：膈俞、胃俞、足三里； 便血：大腸俞、中髎、長強； 尿血：腎俞、膀胱俞、中極、三陰交； 崩漏：膈俞、關元、血海	風癮痺法」治療；跌仆外傷，局部瘀血，可在局部及鄰近取穴 鼻衄因於風熱壅肺者加尺澤、魚際； 咯血因於肺熱壅盛者加魚際； 鼻衄、吐血、咯血因於胃熱熾盛者加內庭； 因於肝火犯肺或犯胃者加太衝； 因於陰虛火旺者加太谿、三陰交；便血因於風火薰迫大腸者加合谷、內庭；因於大腸濕熱者加天樞、上巨虛； 尿血因於膀胱濕熱者加水道、陰陵泉；因於肝膽濕熱者加太衝、陽陵泉；因於心火亢盛，移熱小腸者加小腸俞、關元；崩漏因於肝火偏亢者加期門、太衝；因於陰虛火旺者加太谿、三陰交	血熱妄行之出血證。如鼻出血、氣管或肺出血、消化道出血、痔瘡出血、泌尿道出血、子宮出血等，凡具有火盛血熱、迫血妄行、或陰虛火旺、傷絡動血證候者
		補氣攝血法	膈俞、脾俞、氣海、關元	鼻衄加上星、迎香； 咯血加肺俞、膏肓俞、孔最； 吐血加胃俞、足三里； 便血加大腸俞、長強； 尿血加腎俞、膀胱	氣不攝血之出血證。如鼻出血、氣管或肺出血、消化道出血、痔瘡出血、泌尿道出血、子宮出血等，凡具有氣虛統攝失司證候者

經灸治法			經灸處方		適應證
			主穴	配穴	
				俞、三陰交；崩漏加血海、隱白	
精髓神志病治法與處方	精病治法	補精益髓法	百會、風府、風池、腎俞、關元、三陰交、懸鐘	若小兒囟門未閉者，去百會，改用印堂；耳鳴甚者加翳風、聽宮；步履艱難加陽陵泉	精髓不足之證。神經衰弱、早期老年性癡呆、小兒發育不良、腦炎後遺症等
		補腎益精法	關元、腎俞、命門、次髎、曲骨、太谿、會陰	頭昏健忘加百會	精室虧虛之證。因精液稀少、精子異常等男性不育症
		固精止遺法	關元、腎俞、志室、三陰交	因於心脾兩虛者加神門、脾俞；因於相火妄動者加間使、行間；因於濕熱下注者加中極、陰陵泉	精關不固之證。神經衰弱、男性性功能障礙、慢性前列腺炎等伴有遺精、滑精症狀者
		疏通精隧法	關元、曲骨、三陰交、行間	陽舉不衰加太衝、太谿；尿道刺痛，小便淋濁加中極、陰陵泉	精隧阻塞之證；男性性功能障礙之不射精症
		益精健神法	百會、心俞、腎俞、神門、三陰交	納呆腹滿加足三里；遺精陽痿加關元	精虛神衰之證。凡神經衰弱、病後體虛、老年神衰等症
	神病治法	醒腦清神法	閉症：（陽閉）水溝、十宣、勞宮、湧泉；（陰閉）百會、水溝、素髎、內關。脫證：百會、水溝、神闕、氣海、關元、內關	高熱抽搐加曲澤、委中；喉中痰鳴加豐隆；牙關緊閉加下關、頰車；大便秘結加天樞、支溝	神志昏迷之證；凡熱陷心包、火毒攻心、腑熱薰蒸、暑邪上冒、濕熱蒙蔽、痰火擾心、風痰內閉等引起的神昏證，諸如急性感染性疾病的高熱神昏、小兒高熱驚厥、急性腦血管疾病之屬於中風閉證者，以及中暑神昏

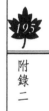

經灸治法			經灸處方		適應證
			主穴	配穴	
精髓神志病治法與處方	神病治法				等病症，均可參考閉證配方治療；凡陰竭陽脫所致之神昏證，如腦血管疾病之屬於中風脫證者，以及各種原因引起的休克、呼吸衰竭等，可參考脫證配方治療
		安神定志法	癲證：百會、風府、心俞、肝俞、脾俞、神門、豐隆、三陰交；狂證：百會、水溝、風府、大陵、勞宮、間使、神門、豐隆、三陰交、太衝	不思飲食加中脘、足三里；大便秘結加天樞、承山	神志錯亂之證。精神分裂症、症狀性精神病等
心臟病治法與處方	心病治法	益氣養心法	心俞、內關、膻中、氣海、足三里	驚悸不安者加神門	心氣不足之證；凡心肌炎、冠心病、風濕性心臟病、心臟神經官能症、慢性肺源性心臟病、神經衰弱等具有心氣虛見症者
		補血養心法	心俞、膈俞、脾俞、足三里、內關	失眠多夢加神門；頭昏健忘加百會	心血不足之證；凡心肌炎、冠心病、風濕性心臟病、心臟神經官能症、貧血、神經衰弱等具有心血虛見症者
		養陰補心法	心俞、三陰交、太谿、內關、神門	低熱盜汗加陰郄、後谿	心陰不足之證；心肌炎、冠心病、風濕性心臟病、心臟神經官能症或其他慢性消耗性疾病具有心陰虛見症者

196

針灸治法與處方歌訣

經灸治法		經灸處方		適應證
		主穴	配穴	
臟腑病治法與處方	心病治法 溫陽補心法	心俞、腎俞、氣海、關元、內關	尿少浮腫加水分、陰陵泉	心陽不振之證；凡心肌炎、冠心病、風濕性心臟病、慢性肺源性心臟病等兼有慢性心功能不全者
	回陽救逆法	百會、神闕、氣海、關元、內關	神志不清，血壓下降加水溝；呼吸微弱加素髎；心痛徹背加郄門	心陽暴脫之證；心肌炎、冠心病、風濕性心臟病、肺源性心臟病等發生心力衰竭，心源性休克或某些急、慢性疾病所引起的循環衰竭，可以本法作為急救方法之一
	清心瀉火法	心俞、大陵、通里、三陰交、少衝	吐血、衄血加尺澤、魚際；尿血加小腸俞、關元	心火熾盛之證；神經衰弱、口腔潰瘍、鼻衄、咯血、尿路感染等
	清心開竅法	勞宮、少衝、中衝、水溝、豐隆	狂躁甚者加間使、神門	痰火擾心之證；精神病、神經官能症等病具有痰火擾心證候者
	宣痹通陽法	心俞、膈俞、膻中、巨闕、內關	心痛甚者加郄門；面青肢厥者加氣海、關元	心脈瘀阻之證；冠心病、心絞痛具有心脈瘀阻證候者
	補益心脾法	心俞、脾俞、神門、三陰交	月經不調加關元；崩漏者再加隱白	氣血不足，心脾兩虛之證；貧血、病毒性心肌炎、冠心病、神經衰弱以及病後體虛等
	交通心腎法	心俞、腎俞、神門、太谿	遺精頻繁加志室、關元；夜多盜汗加陰郄、復溜	腎陰不足，心火偏旺，水火不濟，心腎不交之證；神經衰弱、肺結核等慢

附錄二　經灸治法、處方及適應證一覽表

經灸治法			經灸處方		適應證
			主穴	配穴	
臟腑病治法與處方	肝病治法				性消耗性疾病或病後體虛
		育陰潛陽法	肝俞、風池、三陰交、太谿、太衝	頭痛甚者加太陽；耳鳴甚者加聽宮；兩目乾澀加睛明	肝腎陰虛，肝陽上亢之證；高血壓病、甲狀腺機能亢進症、神經官能症、更年期綜合徵等
		養血補肝法	肝俞、脾俞、腎俞、期門	血虛甚者加膈俞、足三里；頭暈甚者加百會、太陽；目視不明加睛明、光明；經閉不行加關元、三陰交	肝血不足之證；凡貧血、神經衰弱、某些周圍神經疾病、婦女月經不調、夜盲症；以及某些內眼病，如中心性視網膜脈絡膜炎、視神經萎縮等
		疏肝理氣法	肝俞、期門、內關、足三里、太衝	夜寐不安者加神門、間使；梅核氣加天突、膻中；經行腹痛加中極、三陰交	肝氣鬱結之證；凡病毒性肝炎、膽囊炎、慢性胃炎、消化性潰瘍、神經官能症、月經不調、痛經、經前期緊張症等有肝氣鬱結證候者
		清肝瀉火法	風池、肝俞、太衝、行間、三陰交	頭痛甚者加太陽；吐血、衄血加尺澤、魚際	肝火上炎之證；高血壓病、血管性頭痛、神經官能症、甲狀腺機能亢進症以及咯血、衄血、吐血等
		平肝熄風法	風池、內關、合谷、太衝、三陰交、太谿	神志不清者加水溝、豐隆；四肢抽搐者加曲池、陽陵泉	肝陽化風之證；高血壓病、甲狀腺機能亢進症、急性腦血管疾病如高血壓腦病、腦溢血、腦

針灸治法與處方歌訣

經灸治法		經灸處方		適應證
		主穴	配穴	
臟腑病治法與處方	肝病治法			栓塞、腦血栓形成、蛛網膜下腔出血等
		溫經暖肝法 關元、衝門、曲泉、中封	腹痛囊縮甚者加大敦，三角灸	寒滯肝脈之證；慢性前列腺炎、慢性精索炎、慢性附睾炎等
		疏肝和胃法 肝俞、胃俞、中脘、內關、足三里、太衝	噯氣呃逆甚者加膈俞；脇痛甚者加期門	肝氣犯胃之證；慢性胃炎、消化性潰瘍、胃神經官能症等
		調和肝脾法 肝俞、期門、脾俞、天樞、氣海、足三里	脘脹甚者加中脘	肝脾不和之證；慢性胃炎、慢性腸炎、結腸易激綜合徵、胃腸神經官能症等
		清肝利膽法 至陽、肝俞、膽俞、丘墟、太衝、陰陵泉	發熱加外關； 噁心嘔吐加內關、足三里； 睪丸腫痛加中封、大敦； 帶下陰癢加行間、三陰交	肝膽濕熱之證；急性黃疸型肝炎、急性或慢性膽囊炎、膽道蛔蟲病、睪丸炎、宮頸炎、外陰瘙癢症等
		清肝瀉肺法 肝俞、肺俞、魚際、支溝、行間	脇痛甚者加俠谿； 咽喉乾癢加太谿； 痰中帶血加尺澤	肝火犯肺之證；急性或慢性支氣管炎
	脾病治法	益氣健脾法 脾俞、中脘、氣海、陰陵泉、足三里	泄瀉甚者加天樞	脾失健運之證；慢性結腸炎、小腸吸收不良、功能性腹瀉等病所致的慢性腹瀉，以及貧血、病後虛弱等
		補中益氣法 百會、脾俞、氣海、關元、足三里	胃下垂加腹哀透神闕； 脫肛加長強；	脾氣下陷之證；凡內臟下垂，如胃下垂、子宮脫垂、久

199

經灸治法		經灸處方		適應證
		主穴	配穴	
臟腑病治法與處方	脾病治法		子宮脫垂加子宮透橫骨	久瀉脫肛以及低血壓、貧血等症
		健脾統血法 脾俞、膈俞、氣海、三陰交	咯血加尺澤、太淵；嘔血加內關、足三里；衄血加上星、印堂；便血加大腸俞、天樞；尿血加腎俞、中極；崩漏加關元、隱白	脾不統血而致的各部出血證；如鼻衄、咯血、嘔血、便血、尿血、皮膚紫癜、子宮出血等而有脾虛失統、氣不攝血見症者
		溫中運脾法 脾俞、神闕、氣海、關元、天樞、足三里	完穀不化者加腎俞、命門	陽虛中寒之證；各種慢性腹瀉，如慢性腸炎、小腸吸收不良、胃腸功能紊亂等而兼有虛寒見證者
		運脾利水法 脾俞、腎俞、水分、氣海、陰陵泉	浮腫甚者加水道；帶下多者加帶脈	脾陽不振，土不制水之證；慢性腎小球腎炎腎病型、腎病綜合徵、粘液性水腫等
		健脾燥濕法 脾俞、胃俞、中脘、天樞、足三里、陰陵泉	噁心嘔吐者加內關	寒濕困脾之證；慢性胃炎、胃腸神經官能症等
		清利濕熱法 脾俞、章門、中脘、內關、陰陵泉	身熱不清者加合谷、曲池；伴有黃疸者加至陽、丘墟	脾胃濕熱之證；急性或慢性胃炎、急性病毒性肝炎、急性膽囊炎等
		溫補脾腎法 脾俞、腎俞、命門、氣海、關元、足三里、三陰交	泄瀉甚者加神闕、天樞；浮腫甚者加水分、陰陵泉	脾腎陽虛之證；慢性腸炎、甲狀腺機能減退症、慢性腎小球腎炎、腎病綜合徵等
		運脾消積法 脾俞、胃俞、下脘、四縫、足三里	便瀉甚者加天樞	胃熱脾虛之證；小兒疳積可以參照此法治療

針灸治法與處方歌訣

經灸治法			經灸處方		適應證
			主穴	配穴	
臟腑病治法與處方	肺病治法	益氣固表法	肺俞、膏肓俞、氣海、足三里	自汗甚者加合谷、復溜	肺氣不足，表衛不固之證；凡慢性支氣管炎、肺氣腫、肺結核，或其他慢性消耗性疾病、植物神經功能紊亂等
		養陰潤肺法	肺俞、尺澤、魚際、太谿	盜汗甚者加陰郄；潮熱甚者加內關	肺陰不足，陰虛火動之證；肺結核所致的咳嗽、咯血、潮熱、盜汗
		宣肺止咳法	大椎、風門、肺俞、迎香、合谷	頭痛甚者加風池	風寒束肺，肺失宣肅之證；凡感冒、急性支氣管炎、急性鼻炎初起
		清肺化痰法	大椎、尺澤、魚際、曲池、合谷	咽痛甚者加少商；胸痛加內關；痰熱重者加肺俞、肺熱	風熱犯肺或痰熱壅肺之證；凡感冒、急性咽、喉炎，急性支氣管炎，肺炎等
		瀉肺滌痰法	肺俞、脾俞、太淵、豐隆、足三里	氣喘者加天突、膻中、氣海	痰濁阻肺，肅降失司之證；慢性支氣管炎、支氣管擴張、支氣管哮喘等
		益肺補脾法	肺俞、膏肓俞、脾俞、氣海、足三里	氣喘甚者加天突、膻中；浮腫尿少者加陰陵泉、三陰交	肺脾兩虛之證；慢性支氣管炎、肺氣腫、肺源性心臟病等
		滋補肺腎法	肺俞、腎俞、關元、太淵、太谿	潮熱甚者加內關；盜汗甚者加陰郄	肺腎陰虛之證；肺結核、支氣管炎的乾咳無痰，久咳不愈或痰中帶血，兼見陰液虧耗者
		補腎固攝法	腎俞、志室、關元、氣海	小便失禁者加膀胱俞；帶下綿多者加帶脈	腎氣不固，封藏失職之證；遺尿症、性神經衰弱、老年

經灸治法			經灸處方		適應證
			主穴	配穴	
臟腑病治法與處方	腎病治法				性前列腺肥大、慢性宮頸炎等
		固腎納氣法	腎俞、膏肓俞、膻中、氣海、關元	胸悶心悸加心俞、內關；四肢浮腫加命門、陰陵泉	腎不納氣,氣不歸元之證;慢性支氣管炎、支氣管哮喘、肺源性心臟病等
		溫腎壯陽法	腎俞、命門、氣海、關元	完穀不化加天樞、足三里	腎陽不振,命門火衰之證;高年陽衰體弱、性神經衰弱、成人腦垂體機能減退症、下丘腦－垂體或垂體性閉經、卵巢性閉經、慢性腎炎等
		溫腎利水法	腎俞、膀胱俞、水分、水道、陰陵泉	心悸氣短者加心俞；喘咳痰鳴者加肺俞	腎虛水泛之證;慢性腎小球腎炎腎病型或腎病綜合徵
		補腎益精法	腎俞、關元、太谿、三陰交	頭暈甚者加百會；耳鳴耳聾加聽宮	陰精虧虛之證;神經衰弱或慢性消耗性疾病,以及年高精虧、神衰體弱等
		滋陰降火法	腎俞、太谿、湧泉、三陰交	潮熱加內關；盜汗加陰郄；咽痛加照海；不寐加神門	陰虛火旺之證;神經衰弱、甲狀腺機能亢進症、急性熱病之後或慢性消耗性疾病等
		通淋排石法	腎盂與輸尿管上段結石:腎俞、三焦俞、京門、大橫、陰陵泉 輸尿管下段及膀胱結石:腎俞、膀胱俞、水道、陰陵泉	絞痛甚者加三陰交；尿頻急者加中極	濕熱石淋之證;凡腎盂、輸尿管及膀胱結石之較小者,均可採用此法排石

經灸治法		經灸處方		適應證
		主穴	配穴	
臟腑病治法與處方	腎病治法 — 滋腎平肝法	風池、腎俞、太谿、三陰交、太衝	血壓升高加內關；心悸失眠加神門	肝腎陰虛，肝陽上亢之證；高血壓病、甲狀腺機能亢進症、神經官能症等
	膽病治法 — 益膽安神法	膽俞、心俞、內關、神門	頭暈目眩者加風池	膽氣不足，心神不寧之證；神經官能症、更年期憂鬱症等
	膽病治法 — 利膽排石法	日月（右）、不容（右）、陽陵泉、丘墟、膽囊穴	惡寒發熱加曲池、合谷；周身發黃加膽俞、至陽。另外，還可以配用交感、神門、肝、膽等耳穴	結石直徑小於1釐米的膽石症，以總膽管結石、肝膽管結石（尤以泥沙樣結石為宜）或手術後殘留結石療效較好
	膽病治法 — 清滌痰法	風池、日月、俠谿、足三里、豐隆	驚悸不寐加神門；寒熱往來加外關	膽鬱氣滯，痰火內擾之證；凡急性或慢性膽囊炎、病毒性肝炎、慢性胃炎、神經官能症等有膽鬱痰擾見症者
	膽病治法 — 調和膽胃法	膽俞、日月、巨闕、陽陵泉、足三里、太衝	發熱者加外關；嘔吐甚者加內關	膽胃不和之證；急性胃炎、急性或慢性膽囊炎
	胃病治法 — 益氣健胃法	胃俞、中脘、氣海、足三里、公孫	大便溏泄者加天樞	胃氣虛弱之證；慢性胃炎、胃神經官能症或病後胃氣未復等
	胃病治法 — 養陰和胃法	中脘、廉泉、三陰交、太谿	便秘甚者加天樞、上巨虛	胃陰不足之證；慢性萎縮性胃炎、糖尿病、溫熱病後期或因某些慢性病引起陰液耗損等

經灸治法		經灸處方		適應證
		主穴	配穴	
臟腑病治法與處方	胃病治法 溫胃散寒法	胃俞、中脘、足三里	脘痛甚者加梁門、梁丘	寒凝胃脘之證；慢性胃炎、消化性潰瘍、胃神經官能症等
	清胃瀉火法	中脘、足三里、內庭、厲兌、支溝	牙齦腫痛加合谷；嘔吐加內關	胃火熾盛之證；急性胃炎、慢性胃炎、糖尿病、甲狀腺機能亢進症、齒齦炎、口腔炎等有胃火證象者
	和胃降逆法	胃俞、上脘、中脘、內關、足三里	胸悶脇痛加期門、太衝；呃逆甚者加膈俞	胃氣上逆之證；急性或慢性胃炎、胃神經官能症、胸、腹部手術後頑固性呃逆等
	消食導滯法	食停中脘：胃俞、中脘、內關、足三里；食停下脘：脾俞、下脘、天樞、氣海、足三里	胃脘脹痛甚者加梁門；腹脹便秘者加支溝	食傷脾胃之證；凡因食滯內停引起的消化不良等症
	小腸病治法 溫運小腸法	小腸俞、關元、下巨虛、陰陵泉	小便頻數不爽者加三陰交	小腸虛寒證；慢性腸炎、結腸易激綜合徵、吸收不良綜合徵等
	清利小腸法	通里、關元、下巨虛、三陰交	莖痛甚者加中極；口瘡、咽痛者加合谷、大陵	小腸實熱之證；急性尿路感染可參照此法治療
	行氣散結法	小腸俞、關元、氣衝、曲泉	疝痛偏墜者加大敦、三角灸	小腸氣滯之證；前列腺炎、附睪炎、疝氣以及尿路結石引起的絞痛等
	驅蟲導滯法	天樞、關元、上巨虛、下巨虛、支溝	嘔吐甚者加內關、足三里。如同時配合藥物驅蟲通腑則療效更佳	蟲積夾滯之證；因蛔蟲、糞團或粘連引起的腸梗阻

204

針灸治法與處方歌訣

經灸治法		經灸處方		適應證
		主穴	配穴	
臟腑病治法與處方	大腸病治法 厚腸固攝法	大腸俞、天樞、氣海、關元、百會	脫肛不收者加長強	大腸氣虛之證；慢性腸炎、慢性痢疾、吸收不良綜合徵以及脫肛、痔核脫出等症
	潤腸通便法	天樞、中髎、上巨虛、列缺、支溝、太谿	納呆腹脹者加足三里	大腸津虧便秘；功能性便秘可參照此法治療
	溫腸散寒法	天樞、神闕、氣海、足三里	腹瀉而伴有惡寒發熱者，加大椎；大便冷秘者去神闕，加關元、大橫	陰寒凝滯，傳導失常之大腸虛寒證；急性腸炎、慢性腸炎、結腸易激綜合徵，或習慣性便秘而有大腸虛寒見症者
	清利濕熱法	曲池、天樞、氣海、足三里、陰陵泉	發熱高者加合谷；後重甚者加中膂俞；噁心嘔逆者加內關；發為大腸癰者，加闌尾穴	大腸濕熱證；急性腸炎、急性菌痢、急性闌尾炎等之屬於濕熱者
	瀉熱通腑法	天樞、大橫、上巨虛、合谷、內庭、支溝	熱高者加曲池；嘔吐者加內關	大腸實熱之證；傷寒陽明腑證，溫病氣分證熱結大腸；急腹症，如急性腸梗阻、急性闌尾炎、急性胰腺炎、急性膽囊炎等，凡具有燥熱糟粕結於大腸，以致大腸傳導阻滯，腑氣不通者
	膀胱病治法 益氣固脬（胞）法	腎俞、膀胱俞、關元、中極、三陰交	兼有小腹及會陰部墜脹，小便滴瀝不爽，排出無力等氣虛下陷證象者加百會、氣海	膀胱虛寒證；老年人夜尿過多，或因前列腺肥大，排尿不暢，以及小兒遺

經灸治法		經灸處方		適應證
		主穴	配穴	
				尿症和神經性膀胱機能障礙等
	清利膀胱法	膀胱俞、中極、水道、陰陵泉、三陰交	發熱加委中；伴有尿路結石者，參看腎病治法中「通淋排石法」	膀胱濕熱證；急性尿路感染、尿路結石、乳糜尿、尿瀦留、前列腺炎等具有濕熱蘊結膀胱證候者
胞宮沖任病治法與處方	溫陽暖宮法	腎俞、命門、關元、胞門、子戶、三陰交	帶下綿綿，質稀量多者加志室、帶脈	胞宮虛寒之證；凡月經後期、月經過少、閉經、痛經、不孕等屬於腎陽不足，胞宮虛寒者
	溫宮行瘀法	關元、歸來、次髎、血海、三陰交	帶下量多，清稀如水者加脾俞、帶脈	寒凝胞宮之證；凡月經後期、閉經、痛經、帶下等具有寒凝胞宮見症者
	清利胞宮法	帶脈、中極、水道、陰陵泉、行間	伴發熱者加曲池、合谷	胞宮濕熱之證；急、慢性盆腔炎、子宮頸炎等
	補益沖任法	腎俞、氣海、關元、大赫、足三里、三陰交	面色少華，心悸氣短者加脾俞；頭暈耳鳴，腰膝痠軟者加肝俞	沖任不足或沖任虛損，胞脈失養所致的月經不調、閉經、不孕等
	固攝沖任法	百會、氣海、關元、隱白	面白虛浮，神倦納呆加脾俞；帶下清稀，腰膝痠軟加腎俞；子宮脫垂者去隱白，加維道、大赫、子宮	沖任不固之證；凡月經週期縮短、經期延長、經量過多、功能性子宮出血、子宮脫垂、白帶增多等具有虛不固攝見症者
	調理沖任法	關元、氣衝、三陰交	因於肝鬱者加肝俞、太衝；因於脾虛者加脾俞、足三里；	適用於沖任失調所致的月經先後無定期、功能性的子宮出血、閉經、痛經

針灸治法與處方歌訣

經灸治法		經灸處方		適應證
		主穴	配穴	
胞宮沖任病治法與處方			因於腎虛者加腎俞、太谿；見於更年期者，加命門、太谿	以及經前期緊張症、更年期綜合徵等
	溫通沖任法	關元、氣衝、血海、地機	腹痛甚者加歸來	沖任受寒，經脈阻滯，血行不暢之證；凡月經後期、經量過少、閉經、痛經、產後腹痛等屬於沖任阻滯者
	清涼沖任法	實熱證：大敦、隱白、中極、血海；虛熱證：腎俞、陰交、太谿、三陰交	乳脹脇痛者加期門；口乾咽燥加照海；潮熱盜汗加陰郄	熱擾沖任（實熱或虛熱），血海不寧所致的月經先期、月經過多、經期延長、功能性子宮出血等症
	健脾束帶法	脾俞、氣海、帶脈、足三里、三陰交	腹脹便溏者加天樞	脾虛帶下之證；慢性子宮頸炎具有脾虛失運，帶脈失約見症者。
	固任束帶法	腎俞、命門、關元、帶脈、陰陵泉、足三里	大便溏泄者加神闕	腎虛帶下之證；慢性子宮頸炎具有腎陽不足，命門火衰，任脈失固，帶脈不約見症者
胎產病治法與處方	平沖降逆法	內關、公孫、足三里	胸悶歎息，脇痛乳脹者加期門	沖氣上逆，胃失和降之妊娠嘔吐
	矯正胎位法	至陰		妊娠胎位不正
	催生引產法	合谷、三陰交、肩井、曲骨、崑崙	神疲氣短，頭汗淋漓者加氣海、關元；煩躁不安，時欲嘔惡者加太衝	子宮收縮乏力所致的產程過長、滯產

經灸治法		經灸處方		適應證
		主穴	配穴	
胎產病治法與處方				尿症和神經性膀胱機能障礙等
	通脬利尿法	氣海、中極、膀胱俞、陰陵泉	腰痠痛者加腎俞；兩脇痛痛者加期門	產後膀胱氣化失常所致的產後癃閉證；產後尿瀦留可以參照此法治療
	和血止痛法	關元、歸來、三陰交	大便燥結者加天樞；胸脇脹痛者加太衝	產後子宮收縮復舊而引起的子宮收縮痛
	通脈下乳法	膻中、乳根、足三里、少澤	乳房脹硬疼痛者加期門	產後氣血虛弱，生乳不足或因肝氣鬱結，乳脈壅塞所致的產後少乳
	通乳散結法	患側肩井、膻中、期門、膺窗、少澤、腫塊局部	惡寒發熱者加曲池、合谷	急性乳腺炎膿未成期
皮膚病治法與處方	疏風止癢法	風池、風門、曲池、風市、血海	夾濕起疱者加陰陵泉；夜寐不安者加神門	風邪客於肌膚所致的皮膚病；凡急、慢性瘙癢性皮膚病，如皮膚瘙癢症、蕁麻疹、癢疹、濕疹等
	清熱涼血法	心俞、曲池、合谷、血海、三陰交	糜爛流滋者加脾俞、陰陵泉	火熱之邪蘊於肌膚所致的皮膚病；凡紅斑皮炎類疾病，如急性濕疹、過敏性皮炎、過敏性紫癜、接觸性皮炎、多形紅斑等
	清熱散瘀法	大椎、靈台、曲池、血海、皮損局部	高熱不退或皮損在頭面部，紅腫熱痛甚者加合谷；皮損在上肢，腫痛甚者加尺澤，在下肢加委中	熱毒瘀結肌膚之證；如毛囊炎、疔、癤、丹毒、急性淋巴管炎等

經灸治法	經灸處方		適應證
	主穴	配穴	
皮膚病治法與處方	清熱除濕法	曲池、內庭、陰陵泉、三陰交、血海、皮損局部	皮損發生在胸脇部或纏腰而發者，加取與皮損部位相應之同側夾脊穴；皮損發生在面頸部加風池、合谷、外關；便秘者加支溝	濕熱蘊結肌膚所致的皮膚病；如帶狀疱疹、濕疹、皮膚瘙癢症等
	消瘀散結法	膈俞、血海、委中、三陰交、皮損局部	皮損在面部或伴有發熱咽痛者加曲池、合谷；疣數較多或全身泛發者加肺俞、曲池、風市	氣滯血瘀所致的皮膚病；如單純性紫癜、結節性紅斑、結節性血管炎、尋常疣、扁平疣、皮膚慢性潰瘍、白癜風等
	養血潤膚法	膈俞、脾俞、腎俞、風池、曲池、足三里、三陰交	心悸失眠加內關、神門；若皮損局限，肥厚粗糙，呈苔蘚樣變者加取皮損局部	血虛風燥所致的皮膚病；神經性皮炎、皮膚瘙癢症等具有血虛風燥見症者
	補氣益血法	膈俞、氣海、脾俞、血海、足三里	慢性蕁麻疹反覆發作加神闕、風門；慢性潰瘍久不收口加皮損局部；心悸寐差者加神門	氣血兩虛所致的皮膚病；如慢性蕁麻疹、皮膚慢性潰瘍、老年性皮膚瘙癢症等具有氣血兩虛見症者
	補益肝腎法	肝俞、腎俞、太谿、三陰交	頭髮斑禿加脫髮局部；頭昏耳鳴加百會；月經不調加關元	肝腎兩虧所致的皮膚病；如斑禿、黃褐斑等具有肝腎不足見症者
	溫陽祛寒法	脾俞、腎俞、大椎、命門、關元	病發於手加內關、合谷；病發於足加三陰交、解谿	陽氣衰微所致的皮膚病；如雷諾氏病、凍瘡、寒冷性蕁麻疹、寒冷性多形紅斑等

經灸治法		經灸處方		適應證
		主穴	配穴	
	疏肝理氣法	肝俞、期門、風池、行間、血海、皮損局部	夜寐不安加神門	肝氣鬱結所致之皮膚病；如斑禿或全禿、發於胸脇部之帶狀疱疹、神經性皮炎、皮膚瘙癢症等具有肝氣鬱結見症者
眼病治法與處方	祛風清熱法	風池、太陽、攢竹、合谷	白睛溢血加少商；惡寒發熱加大椎；鼻塞流涕加迎香	肉輪風熱和氣輪風熱證；麥粒腫、急性結膜炎等
	祛風通絡法	風池、陽白、攢竹、睛明、球後	上瞼下垂或振跳，可去球後，加絲竹空；目珠向下偏斜，形成墜睛者，去球後，加上明	風滯經絡之胞輪振跳，上胞下垂、目睛偏視、視一為二等眼部病症；凡眼瞼跳動、上瞼下垂、斜視、複視等眼病
	清熱瀉火法	睛明、魚腰、四白、瞳子髎	因於胃火者，以胞瞼紅腫嬈痛為主，加內庭；因於心火者，以兩眥赤痛為主，加少衝、內關；因於肺火者，以白睛赤熱腫痛為主，加魚際、合谷；因於肝炎者，以黑睛生翳，砂痛羞明為主，加行間；便結尿赤者加支溝	火熱內盛所致之眼病；如麥粒腫、急性卡他性結膜炎、流行性角膜結膜炎、流行性出血性結膜炎等
	疏肝理氣法	肝俞、翳明、睛明、球後、光明	頭痛甚者加風池、太陽；目痛甚者加上星、頭臨泣	肝氣鬱結，氣滯血瘀所致之眼病；如單純性青光眼、慢性脈絡膜炎、視網膜炎、視神經炎、癔病性弱視或黑矇等

經灸治法		經灸處方		適應證
		主穴	配穴	
眼病治法與處方	平肝熄風法	風池、肝俞、太衝、睛明、球後、攢竹	因於陰虛陽亢者加照海； 因於肝熱動風者加行間； 因於血虛生風者加血海	肝風內動所致的眼病；如外展神經或動眼神經麻痺導致之斜視、瞳孔散大； 眼球震顫、眼瞼跳動、眼瞼頻眨、青光眼、癔病性黑矇等
	益氣養血法	脾俞、膈俞、足三里、百會、睛明、球後	上胞下垂加陽白、攢竹	氣血兩虛，目失濡養所致之眼病；凡眼瞼開合無力、或上瞼下垂、夜盲、色盲、慢性球後視神經炎、視網膜色素變性、視神經萎縮等病具有氣血兩虛見症者
	補益肝腎法	肝俞、腎俞、光明、睛明、球後	迎風流淚加頭臨泣、承泣； 偏於陽虛者加關元、命門	肝腎不足所致的眼病；慢性結膜炎、結膜乾燥症、視疲勞、外展神經或動眼神經麻痺、青光眼、球後視神經炎、視神經萎縮、近視、複視、夜盲、色盲等具有肝腎不足見症者
耳病治法與處方	疏風通竅法	風池、外關、翳風、聽宮	眩暈加太陽、印堂； 噁心嘔吐加內關、足三里； 發熱加曲池、合谷	外感風邪上犯耳竅之證；急性非化膿性中耳炎、聽神經炎、前庭神經炎等
	通絡利竅法	耳門、聽宮（或聽會）、翳風、瘈脈、外關	頭目眩暈加風池、太陽；噁心嘔吐加內關、足三里；情志不舒，胸脇悶脹加肝俞、太衝	氣滯血瘀，阻塞耳竅所致之耳鳴、耳聾；內聽動脈痙攣或血栓、咽鼓管急性閉塞、外傷性耳

經灸治法		經灸處方		適應證
		主穴	配穴	
耳病治法與處方				聾、癔病性耳聾、藥物性耳聾等
	化痰利濕法	風池、翳風、太陽、陰陵泉、三陰交、豐隆	眩暈甚者加合谷、太衝；嘔吐甚者加內關、足三里	痰濕交阻，蒙蔽清竅，停聚內耳之證；美尼爾氏病可以參照此法治療
	補益肝腎法	肝俞、腎俞、三陰交、翳風、聽宮	偏於陰虛者加太谿；偏於陽虛者加關元、命門	肝腎不足所致的耳鳴、耳聾；凡耳硬化症、老年性耳聾、噪音性耳聾、藥物中毒性耳聾等具有肝腎不足證候者
	益氣養血法	心俞、脾俞、氣海、足三里、聽宮、翳風	頭昏加百會；失眠加神門	氣血兩虛所致的耳鳴、耳聾，頭昏眩暈；凡鼓室硬化症、噪音性耳聾、老年性耳聾、藥物中毒性耳聾等具有氣血兩虛見症者
鼻病治法與處方	宣肺通竅法	風池、風門、列缺、合谷、迎香	因於風熱者去風門，加魚際；頭痛甚者加印堂	外感風寒或風熱之邪引起的急性鼻炎
	清熱化濁法	尺澤、合谷、豐隆、迎香、鼻通	因於肺熱者加魚際；因於膽熱者加風池	濕熱毒邪蘊積鼻竅所致之鼻淵證；慢性鼻炎或急、慢性鼻竇炎，可以參照此法治療
	益氣利竅法	風門、肺俞、足三里、印堂、迎香	畏寒肢冷，腰膝痠軟者加腎俞、關元	肺脾氣虛，鼻竅不利之證；過敏性鼻炎可以參照此法
	瀉火止衄法	尺澤、少商、合谷、內庭、上星、迎香	頭昏頭痛，面紅目赤者去合谷、內庭，加行間、俠谿；大便燥結加支溝、天樞	肺胃熱盛或肝膽鬱火所致的鼻出血

經灸治法		經灸處方		適應證
		主穴	配穴	
	補氣止衄法	脾俞、氣海、足三里、上星、迎香	頭昏心悸加三陰交	脾虛氣弱，不能統攝血液所致的鼻出血
咽喉病治法與處方	祛風清熱法	少商、魚際、風池、合谷	熱高加曲池；咳嗽加天突	風熱外邪客於咽喉之證；凡急性咽炎、急性扁桃體炎、急性喉炎等具有外感風熱見症者咽喉病治法與處方
	清熱瀉火法	少商、魚際、天突、合谷、內庭、支溝	發熱高者加曲池；便秘甚者加天樞	肺胃邪熱壅盛，火邪蒸灼咽喉之證；急性咽炎、急性扁桃體炎、急性喉炎等具有肺胃熱毒壅盛見症者
	滋陰降火法	照海、魚際、廉泉、天突、增音	咽乾口燥加太谿；潮熱盜汗加陰郄；失眠多夢加神門	虛火上炎，灼傷咽喉之證；凡慢性咽炎、慢性扁桃體炎、慢性喉炎、咽感異常等具有陰虛火旺見症者
	理氣散結法	太衝、合谷、豐隆、天突、膻中	脘痞噯氣加內關；夜寐不安加神門	痰氣鬱結咽喉之證；凡慢性咽炎、咽感異常、癭病球、癭病性失音等
	疏經活絡法	1.風府、廉泉、扶突、外金津玉液；2.啞門、上廉泉、天突、舌咽。兩組腧穴，交替輪用	失音者加增音	風邪入絡，經脈阻塞不通，關節活動不利之咽喉病；如中風後遺症、假性延髓球麻痺、重症肌無力、皮肌炎及頸部手術、外傷等引起的軟腭癱瘓、聲帶麻痺等可以參照此法

附錄二　經灸治法、處方及適應證一覽表

經灸治法		經灸處方		適應證
		主穴	配穴	
口腔病治法與處方	疏風清熱法	風池、合谷	上牙痛加下關；下牙痛加頰車；發熱甚者加大椎；大便秘結加支溝	風熱牙痛之證；根尖炎、根尖周炎、牙髓炎等具有外感風熱見症者
	清胃瀉火法	合谷、頰車、下關、內庭	便秘者加支溝、上巨虛	胃火牙痛之證；牙周炎、齒齦炎等具有胃火上炎見症者
	清心瀉火法	金津玉液、勞宮、通里、廉泉、合谷	發熱項強加風池、曲池；便秘溲赤加支溝、上巨虛	心火上炎之重舌證；口底炎可參照此法治療
	滋腎降火法	太谿、然谷、合谷	上牙痛加下關；下牙痛加頰車；腰膝痠軟者加腎俞、志室	虛火牙痛之證；牙周炎、牙周變性、牙周萎縮等牙周病具有腎陰不足，虛火上炎見症者
	舒筋通絡法	聽宮、下關、頰車、合谷	頭昏頭痛加風池、太陽	頜頰部經筋攣急之證；顳下頜關節功能紊亂綜合徵可參照此法治療

附錄三
子午流注納甲法的臨床應用

一、子午流注納甲法開穴表

日干 時辰	甲	乙	丙	丁	戊	己	庚	辛	壬	癸
子 23～1 (井)	甲 陽輔	丙(滎) 前谷	戊 足三里	庚(輸) 三間過 腕骨	壬 關衝	甲(經) 陽輔	丙 前谷	戊(合) 足三里	庚 三間	壬(井) 關衝 氣納三焦
丑 1～3 (井)	乙(滎) 行間	丁 少海	己(輸) 太白過 太衝	辛 曲澤	癸(經) 復溜	乙 行間	丁(合) 少海	己 太白	辛(合) 曲澤 血歸包絡	癸 復溜
寅 3～5 (滎)	丙 小海	戊(輸) 陷谷過 丘墟	庚 天井	壬(經) 崑崙	甲(合) 俠谿 (閉)	丙(合) 小海	戊 陷谷	庚(合) 至陰 氣納三焦	壬(井) 至陰 (崑崙)	甲 俠谿
卯 5～7 (滎)	丁(輸) 神門過 太谿大陵	己 間使	辛(經) 經渠 (少商)	癸 然谷 (閉)	乙(合) 曲泉	丁 神門	己(經) 間使 血歸包絡	辛(井) 少商 (經渠)	癸 然谷 (閉)	乙 曲泉
辰 7～9 (輸)	戊 支溝	庚(經) 陽谿 (商陽)	壬 崑崙 (閉)	甲(合) 陽陵泉 (俠谿)	丙 後谿	戊(經) 支溝 氣納三焦	庚(井) 商陽 (陽谿)	壬 崑崙 (閉)	甲(滎) 俠谿 (陽陵泉)	丙 後谿
巳 9～11 (輸)	己(經) 商丘	辛 經渠 (閉)	癸(合) 陰谷 (然谷)	乙 太衝	丁(輸) 大陵 血歸包絡	己(井) 隱白 (商丘)	辛 經渠 (商丘)	癸(滎) 然谷 (陰谷)	乙 太衝 (閉)	丁 大陵
午 11～13 (經)	庚 陽谿 (閉)	壬(合) 委中	丙(輸) 臨泣 (閉)	丁(輸) 中渚 (後谿) 氣納三焦	戊 厲兌	庚 陽谿 (閉)	壬(滎) 通谷	甲 臨泣 (閉)	丙(輸) 後谿過 京骨陽池 (中渚)	戊 厲兌
未 13～15 (經)	辛(合) 尺澤 (魚際)	癸 太谿 (閉)	乙(滎) 勞宮 (太衝) 血歸包絡	丁(井) 少衝	己 商丘	辛(滎) 魚際 (尺澤)	癸 太谿 (閉)	乙(輸) 太衝過 太淵 (勞宮)	丁 少衝	己 商丘
申 15～17 (合)	壬 委中 (閉)	甲(滎) 液門 (臨泣) 氣納三焦	丙(井) 少澤	戊 解谿	庚(滎) 二間	壬 委中 (閉)	甲(輸) 臨泣過 合谷 (液門)	丙 少澤	戊(經) 解谿	庚 二間
酉 17～19 (合)	癸(井) 中衝 (太谿) 血歸包絡	乙(井) 大敦	丁 靈道	己(滎) 大都	辛 尺澤 (閉)	癸(輸) 太谿過 太白 (中衝)	乙 大敦	丁(經) 靈道	己 大都	辛 尺澤
戌 19～21 (原)	甲(井) 竅陰	丙 陽谷	戊(滎) 內庭	庚 曲池	壬(輸) 束骨過 衝陽	甲 竅陰	丙(經) 陽谷	戊 內庭	庚(合) 曲池	壬 束骨
亥 21～23 (原)	乙 中封	丁(滎) 少府	己 陰陵泉	辛(輸) 太淵過 神門	癸 湧泉	乙(經) 中封	丁 少府	己(合) 陰陵泉	辛 太淵	癸(井) 湧泉

二、子午流注納甲法開穴的臨床運用方法

1981～2060 年各年元旦干支

平						閏	年
年份	元旦干支	年份	元旦干支	年份	元旦干支	年份	元旦干支
1981	己卯	1982	甲申	1983	己丑	1984	甲午
1985	庚子	1986	乙巳	1987	庚戌	1988	乙卯
1989	辛酉	1990	丙寅	1991	辛未	1992	丙子
1993	壬午	1994	丁亥	1995	壬辰	1996	丁酉
1997	癸卯	1998	戊申	1999	癸丑	2000	戊午
2001	甲子	2002	己巳	2003	甲戌	2004	己卯
2005	乙酉	2006	庚寅	2007	乙未	2008	庚子
2009	丙午	2010	辛亥	2011	丙辰	2012	辛酉
2013	丁卯	2014	壬申	2015	丁丑	2016	壬午
2017	戊子	2018	癸巳	2019	戊戌	2020	癸卯
2021	己酉	2022	甲寅	2023	己未	2024	甲子
2025	庚午	2026	乙亥	2027	庚辰	2028	乙酉
2029	辛卯	2030	丙申	2031	辛丑	2032	丙午
2033	壬子	2034	丁巳	2035	壬戌	2036	丁卯
2037	癸酉	2038	戊寅	2039	癸未	2040	戊子
2041	甲午	2042	己亥	2043	甲辰	2044	己酉
2045	乙卯	2046	庚申	2047	乙丑	2048	庚午
2049	丙子	2050	辛巳	2051	丙戌	2052	辛卯
2053	丁酉	2054	壬寅	2055	丁未	2056	壬子
2057	戊午	2058	癸亥	2059	戊辰	2060	癸酉

【說明】若已知某一年的元旦日干支，欲求以後各年的元旦干支：

第一，平年元旦到下一年的元旦，干支數只差 5 天，就是從上年元旦下一個干支順數五個干支，即為平年下年元旦的干支。

第二，閏年元旦到下一年的元旦，干支數只差 6 天，就是從上年元旦下一個干支順數六個干支，即為閏年下年元旦的干支。

第三，區別平年和閏年的簡單方法，是用四去除西元數，凡除盡者為閏年，除不盡者為平年，但需注意，每百年停閏，每四百年又不停閏。如：西元 2100，2200，2300 等年度停閏，計算時應注意，以免錯誤。

1. 元旦干支

元旦干支歌訣

四除年書盡為閏，除不盡者不閏年，

百年整數停一閏，四百除盡仍為閏，

若逢年支申子辰，便是閏年二（月）多一。

2. 各月加減數

月干支加減數歌訣

一、五雙減一，二、六加零、六，

三減二、加十，四減一、加五，

七零、九加二，八加一、七走（加），

十上加二、八，冬（11）三、臘（12）三、九，

閏從三月起，餘數均加一。

各月干支加減數表

月份	1 月		2 月		3 月		4 月		5 月		6 月		7 月		8 月		9 月		10 月		11 月		12 月	
干支	干	支	干	支	干	支	干	支	干	支	干	支	干	支	干	支	干	支	干	支	干	支	干	支
平年	減1	減1	加0	加6	減2	加10	減1	加5	減1	減1	加0	加6	加0	加0	加1	加7	加2	加2	加2	加8	加3	加3	加3	加9
閏年	0	0	0	0	餘數加 1																			

【說明】潤年自三月起餘數都加「1」。（若逢閏年，因二月多1日，所以用上法推算時，從三月份起，應在所求出代數上再加1。）

3. 日干支的計算

【原則】日干支推算都採用陽曆。

【公式】

$$日干 = \frac{元旦干數 + 月份加減數 + 日期}{10} = 商 \cdots\cdots 餘數$$

$$日支 = \frac{元旦支數 + 月份加減數 + 日期}{10} = 商 \cdots\cdots 餘數$$

【說明】

（1）此公式是計算平年日干支的公式。

（2）計算閏年的日干支，1、2月按平年算，從3月開始加1。

4. 時干支的計算

【公式】時支數 ＝（時間＜單數＞＋3）÷2

$$或（時間＜雙數＞+2）÷2$$

$$時干數＝（日干 -1）×2+時支數$$

時干支推算歌訣

甲己還加甲，乙庚丙作初，

丙辛生戊子，丁壬庚子頭，

戊癸起壬子，周而復始求。

【時干支表解】

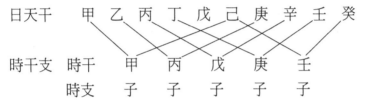

【說明】

①凡甲日或己日都是從甲子起始，然後時干支依次為乙丑、丙寅、丁卯、戊辰、己巳、庚午、辛未、壬申、癸酉、甲戌、乙亥。

②凡乙日或庚日都是從丙子起始，然後時干支依次為丁丑、戊寅、己卯、庚辰、辛巳、壬午、癸未、甲申、乙酉、丙戌、丁亥。

③凡丙日或辛日都是從戊子起始，然後時干支依次為己丑、庚寅、辛卯、壬辰、癸巳、甲午、乙未、丙申、丁酉、戊戌、己亥。

④凡丁日或壬日都是從庚子起始，然後時干支依次為辛丑、壬寅、癸卯、甲辰、乙巳、丙午、丁未、戊申、己酉、庚戌、辛亥。

⑤ 凡戊日或癸日都是從壬子起始，然後時干支依次為癸丑、甲寅、乙卯、丙辰、丁巳、戊午、己未、庚申、辛酉、壬戌、癸亥。

【舉例】

題一：2003 年 10 月 10 日 10 時，應開何穴？已知 2003 年元旦干支是甲戌。

步驟：

① 2003 年是平年，元旦干數為 1，元旦支為為 11。

② 計算日干支，代入公式計算：

$$日干 = \frac{元旦干數 + 月份加減數 + 日期}{10}$$

$$= \frac{1 + （2）+ 10}{10} = 1 \cdots\cdots 3 （丙）$$

$$日支 = \frac{元旦支數 + 月份加減數 + 日期}{12}$$

$$= \frac{11 + （8）+ 10}{12} = 2 \cdots\cdots 5 （辰）$$

③ 計算時干支，代入公式計算：

$$時支 = 〔時間（雙數）+2〕÷ 2$$
$$= （10+2）÷ 2 = 6 \qquad （巳）$$
$$時干 = （日干 - 1）× 2 + 時支數$$
$$= （3 - 1）× 2 + 6 = 10 \qquad （癸）$$

④ 按陽日陽時開陽穴，陰日陰時開陰穴的原則，丙日（陽日）之中無癸巳（陰時）時，可採取「合日互用」（又稱「夫妻互用」）。

若本經中無穴開，採取夫妻互用，納干法丙日與辛日兩日互用開穴，當開取辛日癸巳時腎經滎穴然谷。

　　結論：2003 年 10 月 10 日 10 時應在癸巳時開取腎經的滎穴「然谷」。

　　題二：2008 年 12 月 24 日 19 時，應開何穴？已知 2008 年的元旦干支是「庚子」。

　　步驟：

① 2008 年是閏年，元旦干數為 7，元旦支為為 1。

② 計算日干支，代入公式計算：

$$日干 = \frac{元旦干數 + 月份加減數 + 日期}{10}$$

$$= \frac{1 + 3 + 24}{10} = 3……4$$

$$日支 = \frac{元旦支數 + 月份加減數 + 日期}{12}$$

$$= \frac{1 + 9 + 24}{12} = 2……10$$

　　因為計算閏年的日干支，1、2 月按平年算，從 3 月開始加 1。所以 2008 年 12 月 24 日的日干支為：

日干 4 + 1 = 5（戊）

日支 10 + 1 = 11（戌）

③ 計算時干支，代入公式計算：

時支 =〔時間（單數）+3〕÷ 2

　　 =（19 + 3）÷ 2 = 11 　　　　（戌）

時干 =（日干 − 1）× 2 + 時支數

　　 =（5 − 1）× 2 + 11 = 19 　　（壬）

④ 按陽日陽時開陽穴，陰日陰時開陰穴的原則，查表戊日（陽日）的壬戌（陽時）的開取穴位。「遇輸逢原」，即指當用子午流注納甲法開穴開到輸穴時，必須同時開井穴所屬的那條經脈的原穴。

結論：2008 年 12 月 24 日 19 時，應在壬戌時開足太陽膀胱經的輸穴「束骨」的同時，開足陽明胃經的原穴「衝陽」。

附錄四
頭針刺激區定位及主治作用

一、標準頭穴線的定位和主治作用

分區	頭穴線	標準線位置	主治作用
額區	額中線	在頭前部，從督脈神庭穴向前引一直線，長1寸。（見圖14）	癲癇，精神失常，鼻病等
	額旁1線	在頭前部，從膀胱經眉衝穴向前引一直線，長1寸。（見圖14）	冠心病，心絞痛，支氣管哮喘，支氣管炎，失眠等。
	額旁2線	在頭前部，從膽經頭臨泣穴向前引一直線，長1寸。（見圖14）	急慢性胃炎，胃和十二指腸潰瘍，肝膽疾病等。
	額旁3線	在頭前部，從胃經頭維穴內側0.75寸起向下引一直線，長1寸。（見圖14）	功能性子宮出血，陽痿，遺精，子宮脫垂，尿頻、尿急等。
頂區	頂中線	在頭頂部，即從督脈百會穴至前頂穴之段。（見圖15）	腰腿足病，如癱瘓、麻木、疼痛，以及皮層性多尿、脫肛、小兒夜尿、高血壓、頭頂痛等。
	頂顳前斜線	在頭頂部，頭側部，從頭部經外奇穴前神聰（百會前1寸）至顳部膽經懸厘引一斜線。（見圖16）	全線分5等份：上1/5治療對側下肢和軀幹癱瘓；中2/5治療上肢癱瘓；下2/5治療中樞性面癱、運動性失語、流涎、腦動脈粥樣硬化等。
	頂顳後斜線	在頭頂部，頭側部，頂顳前斜線之後1寸，與其平行的線。從督脈百會至顳部膽經曲鬢穴引一斜線。（見圖16）	全線分5等份：上1/5治療對側下肢和軀幹感覺異常；中2/5治療上肢感覺異常；下2/5治療頭面部感覺異常。
	頂旁1線	在頭頂部，督脈旁1.5寸，從膀胱經通天穴向後引一直線，長1.5寸。（見圖17）	腰腿病證，如癱瘓、麻木、疼痛等。

分區	頭穴線	標準線位置	主治作用
	頂旁2線	在頭頂部，督脈旁開2.25寸，從膽經正營穴向後引一直線，長1.5寸到承靈穴。（見圖17）	肩、臂、手等病證，如癱瘓、麻木、疼痛等。
顳區	顳前線	在頭的顳部，從膽經頷厭穴至懸厘穴連一直線。（見圖17）	偏頭痛、運動性失語、周圍性面神經麻痹及口腔疾病。
	顳後線	在頭的顳部，從膽經率谷穴向下至曲鬢穴連一直線。（見圖17）	偏頭痛、耳鳴、耳聾、眩暈等。
枕區	枕上正中線	在後頭部，即督脈強間穴至腦戶穴一段，長1.5寸。（見圖18）	眼病，足癬等。
	枕上旁線	在後頭部，由枕外粗隆督脈腦戶穴旁開0.5寸起，向上引一直線，長1.5寸。（見圖18）	皮層性視力障礙、白內障、近視眼等。
	枕下旁線	在後頭部，從膀胱經玉枕穴向下引一直線，長2寸。（見圖18）	小腦疾病引起的平衡障礙、後頭痛等。

注：參見《針灸學》第六版教材，孫國傑主編。

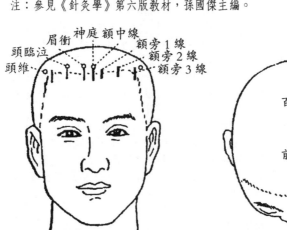

圖14 標準化方案額區

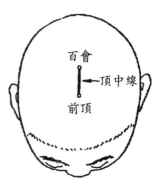

圖15 標準化方案頂區（a）

針灸治法與處方歌訣

224

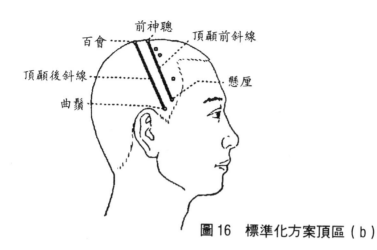

圖 16　標準化方案頂區（b）

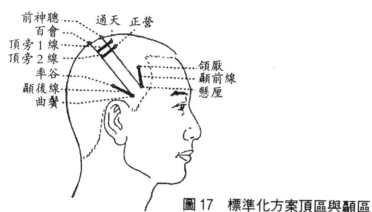

圖 17　標準化方案頂區與顳區

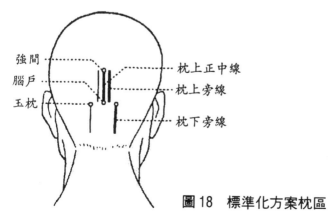

圖 18　標準化方案枕區

二、頭針刺激區的部位及主治作用

分區	部　　　位	主治作用
運動區	上點在前後正中線中點往後0.5公分處；下點在眉枕線和鬢角髮際前緣相交處。如果鬢角不明顯，可以從顴弓中點向上引垂直線，此線與眉枕線交叉處向前移0.5公分為運動區的下點。上下兩點連接線即為運動區。運動區又分為上、中、下三部。 上部：是運動區的上1/5，為下肢、軀幹運動區。 中部：是運動區的中2/5，為上肢運動區。 下部：是運動區的下2/5，為面運動區，亦稱言語一區。（見圖21）	上部：對側下肢、軀幹部癱瘓。 中部：對側上肢癱瘓。 下部：對側中樞性面神經癱瘓，運動性失語（部分或完全喪失語言能力，但基本上保留理解語言的能力），流涎，發音障礙。
感覺區	在運動區向後移1.5公分的平行線即是本區。感覺區可分為上、中、下三部。 上部：是感覺區的上1/5，為下肢、頭、軀幹感覺區。 中部：是感覺區的中2/5，為上肢感覺區。 下部：是感覺區的下2/5，為面感覺區。（見圖21）	上部：對側腰腿痛、麻木、感覺異常、後頭、頸項部疼痛、頭暈、耳鳴。 中部：對側上肢疼痛、麻木、感覺異常。 下部：對側面部麻木、偏頭痛，顳頜關節炎等。
舞蹈震顫控制區	在運動區向前移1.5公分的平行線。（見圖21）	舞蹈病，震顫麻痹，震顫麻痹綜合徵（帕金森氏徵）。
暈聽區	從耳尖直上1.5公分處，向前及向後各引2公分的水平線。（見圖21）	眩暈、耳鳴、聽力降低。
言語二區	從頂骨結節後下方2公分處引一平行於前後正中線的直線，向下取3公分長直線。（見圖21）	命名性失語。（又稱健忘性失語，病人稱呼「名稱」能力障礙，如病人不會叫「椅」，只說是「坐的」；其他人叫椅時，他能聽懂。）

分區	部 位	主治作用
言語三區	暈聽區中點向後引4公分長的水平線。（見圖21）	感覺性失語。（病人理解言語能力障礙，常答非所問。）
運用區	從頂骨結節起分別引一垂直線和與該線夾角為40度的前後兩線，長度均為3公分。（見圖21）	失用症。（又稱運用不能症，病人肌力、肌張力及基本運動正常，但存在技巧能力障礙，例如不能解鈕扣，拾硬幣等。）
足運感區	在前後正中線的中點旁開左右各1公分，向後引3公分長，平行於正中線。（見圖22）	對側下肢癱瘓、疼痛、麻木，急性腰扭傷，夜尿，皮質性多尿，子宮下垂等。
視區	在前後正中線的後點旁開1公分處的枕外粗隆水平線上，向上引平行於前後正中線的4公分長直線。（見圖23）	皮層性視力障礙。
平衡區	在前後正中線的後點旁開3.5公分處的枕外粗隆水平線上，向下引平行於前後正中線的4公分長直線。（見圖23）	小腦疾病引起的共濟失調，平衡障礙，頭暈，腦幹功能障礙引起的肢體麻木癱瘓。
胃區	由瞳孔直上髮際處為起點，向上引平行於前後正中線的2公分長直線。（見圖24）	胃炎、胃潰瘍等引起的胃痛、上腹部不適。
胸腔區	從胃區與前後正中線之間，髮際上下各引2公分長直線。（見圖24）	支氣管哮喘，胸部不適等症。
生殖區	從額角處向上引平行於前後正中線的2公分長直線。（見圖24）	功能性子宮出血，盆腔炎，子宮脫垂等。

注：參見《針灸學》第五版教材，邱茂良主編。

劃分刺激區的兩條標準定位線。

前後正中線：是從兩眉間中點（正中線前點）至枕外粗隆尖端下緣（正中線後點）經過頭頂的連線。（圖19）

眉枕線：是從眉中點上緣和枕外粗隆尖端的頭側面連線。（圖19）

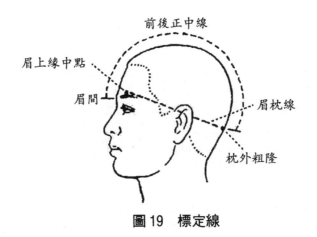

圖19　標定線

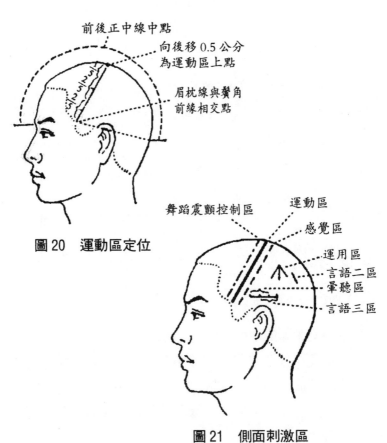

圖20　運動區定位

圖21　側面刺激區

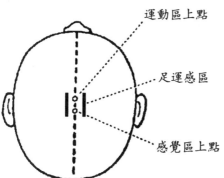

圖 22　頂面刺激區

運動區上點

足運感區

感覺區上點

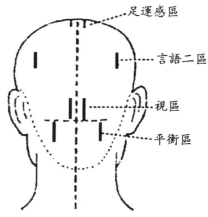

足運感區

言語二區

視區

平衡區

圖 23　後面刺激區

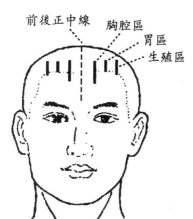

前後正中線　胸腔區

胃區

生殖區

圖 24　前面刺激區

附錄五
耳穴刺激區定位及主治作用

一、耳穴國際標準化穴名、定位及主治病症

解剖名稱 耳穴名稱	曾用名稱 合併穴名	定　　位	主治病症 參　考
耳輪腳(1穴) 　耳中	零點、膈、神經官能症點	耳輪腳	呃逆、蕁麻疹、皮膚瘙癢症、小兒遺尿症、咯血
耳輪(12穴)			
直腸	直腸下段	近屏上切跡的耳輪處,與大腸同水平	便秘、腹瀉、脫肛、痔瘡
尿道		直腸上方,與膀胱同水平的耳輪處	尿頻、尿急、尿痛、尿瀦留
外生殖器		尿道上方,與交感同水平的耳輪處	睪丸炎、附睪炎、外陰瘙癢症
肛門	痔核點	與對耳輪上腳前緣相對的耳輪處	痔瘡、肛裂
耳尖	扁桃體$_1$	耳輪頂端,與對耳輪上腳後緣相對的耳輪處	發熱、高血壓、急性結膜炎、麥粒腫
肝陽	肝陽1、2、枕小神經	耳輪結節處	頭暈、頭痛、高血壓
輪$_1$～輪$_6$	扁桃體2、3,三扁桃效	在耳輪上,自耳輪結節下緣至耳垂下緣中點劃為五等分,共六個點,由上而下依次為輪$_1$、輪$_2$、輪$_3$、輪$_4$、輪$_5$、輪$_6$	扁桃體炎、上呼吸道感染、發熱
耳舟(6穴)		將耳舟分為五等分,自上而下。	
指 　風谿 　腕	闌尾$_1$ 過敏區,蕁麻疹點,結節內	第一等分為指 指、腕兩穴之間 第二等分為腕	甲溝炎、手指疼痛和麻木 蕁麻疹、皮膚瘙癢症、過敏性鼻炎

解剖名稱 耳穴名稱	曾用名稱 合併穴名	定　位	主治病症 參　考
肘	睡眠誘導點	第三等分為肘	腕部疼痛
肩	闌尾₂	第四等分為肩	肱骨外上髁炎、 肘部疼痛 肩關節周圍炎、 肩部疼痛
鎖骨	腎炎點、闌尾₃	第五等分為鎖骨	肩關節周圍炎
對耳輪(14穴) 對耳輪上腳 (5穴)			
趾		對耳輪上腳的後上方，近耳尖部	甲溝炎、趾部疼痛
跟		對耳輪上腳的前上方，近三角窩上部	足跟痛
踝		跟、膝兩穴之間	踝關節扭傷
膝		對耳輪上腳的中 1/3 處	膝關節腫痛
髖		對耳輪上腳的下 1/3 處	髖關節疼痛、坐骨神經痛
對耳輪下腳 (3穴)			
臀		對耳輪下腳的後 1/3 處	坐骨神經痛、臀筋膜炎
坐骨神經		對耳輪下腳的前 2/3 處	坐骨神經痛
交感		對耳輪下腳的末端與耳輪交界處	胃腸痙攣、心絞痛、膽絞痛、輸尿管結石、植物神經功能紊亂
對耳輪體 (6穴)		在對耳輪體部。將輪屏切跡至對耳輪上、下腳分叉處分為五等份：	
頸椎	甲狀腺	下 1/5 為頸椎	落枕、頸椎綜合微
胸椎	乳腺	中 2/5 為胸椎	胸部疼痛、經前乳房脹痛、乳腺炎、產後泌乳不足
腰骶椎		上 2/5 為腰骶椎	腰骶部疼痛。

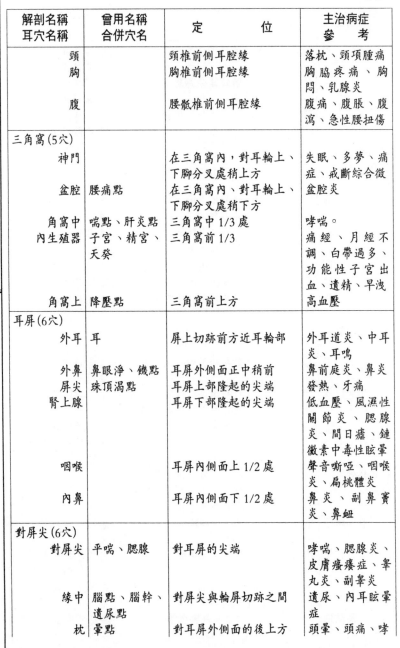

解剖名稱 耳穴名稱	曾用名稱 合併穴名	定　　位	主治病症 參　　考
頸		頸椎前側耳腔緣	落枕、頸項腫痛
胸		胸椎前側耳腔緣	胸脅疼痛、胸悶、乳腺炎
腹		腰骶椎前側耳腔緣	腹痛、腹脹、腹瀉、急性腰扭傷
三角窩(5穴)			
神門		在三角窩內，對耳輪上、下腳分叉處稍上方	失眠、多夢、痛症、戒斷綜合徵
盆腔	腰痛點	在三角窩內、對耳輪上、下腳分叉處稍下方	盆腔炎
角窩中	喘點、肝炎點	三角窩中 1/3 處	哮喘。
內生殖器	子宮、精宮、天癸	三角窩前 1/3	痛經、月經不調、白帶過多、功能性子宮出血、遺精、早洩
角窩上	降壓點	三角窩前上方	高血壓
耳屏(6穴)			
外耳	耳	屏上切跡前方近耳輪部	外耳道炎、中耳炎、耳鳴
外鼻	鼻眼淨、饑點	耳屏外側面正中稍前	鼻前庭炎、鼻炎
屏尖	珠頂渴點	耳屏上部隆起的尖端	發熱、牙痛
腎上腺		耳屏下部隆起的尖端	低血壓、風濕性關節炎、腮腺炎、間日瘧、鏈黴素中毒性眩暈
咽喉		耳屏內側面上 1/2 處	聲音嘶啞、咽喉炎、扁桃體炎
內鼻		耳屏內側面下 1/2 處	鼻炎、副鼻竇炎、鼻衄
對屏尖(6穴)			
對屏尖	平喘、腮腺	對耳屏的尖端	哮喘、腮腺炎、皮膚瘙癢症、睪丸炎、副睪炎
緣中	腦點、腦幹、遺尿點	對屏尖與輪屏切跡之間	遺尿、內耳眩暈症
枕	暈點	對耳屏外側面的後上方	頭暈、頭痛、哮

232

解剖名稱 耳穴名稱	曾用名稱 合併穴名	定　　位	主治病症 參　考
顳 額	太陽	對耳屏外側面的中部 對耳屏外側面的前下方	喘、癲癇、神經衰弱 偏頭痛 頭暈、頭痛、失眠、多夢
皮質下	卵巢、睪丸、興奮點	對耳屏內側面	痛症、間日瘧、神經衰弱、假性近視
耳甲 (21穴) 耳甲腔 (9穴) 　　心		耳甲腔中央	心動過速、心律不整、心絞痛、無脈症、神經衰弱、癔病、口舌生瘡
肺	肺點、結核點、肺氣腫點	耳甲腔中央周圍	咳喘、胸悶、聲音嘶啞、痤瘡、皮膚瘙癢症、蕁麻疹、扁平疣、便秘、戒斷綜合徵
氣管		在耳甲腔內，外耳道口與心穴之間	咳喘
脾		耳甲腔的後上方	腹脹、腹瀉、便秘、食慾不振、功能性子宮出血、白帶過多、內耳眩暈症
內分泌		耳甲腔底部屏間切跡內	痛經、月經不調、更年期綜合徵、痤瘡、間日瘧
三焦		耳甲腔底部內分泌穴上方	便秘、腹脹、上肢外側疼痛
口		耳輪腳下方前 1/3 處	面癱、口腔炎、膽囊炎、膽石症、戒斷綜合徵

233

解剖名稱 耳穴名稱	會用名稱 合併穴名	定　　位	主治病症 參　　考
食道		耳輪腳下方中 1/3 處	食道炎、食道痙攣、癔球
賁門		耳輪腳下方後 1/3 處	賁門痙攣、神經性嘔吐
胃（1穴）	幽門、下垂點	耳輪腳消失處	胃痙攣、胃炎、胃潰瘍、失眠、牙痛、消化不良
耳甲艇（11穴） 十二指腸		耳輪腳上方後部	十二指腸潰瘍、膽囊炎、膽石症、幽門痙攣
小腸		耳輪腳上方中部	消化不良、腹痛、心動過速、心律不整
大腸		耳輪腳上方前部	腹瀉、便秘、咳嗽、痤瘡
闌尾		大小腸兩穴之間	單純性闌尾炎、腹瀉
肝		在耳甲艇的後下方	脇痛、眩暈、經前期緊張症、月經不調、更年期綜合徵、高血壓、假性近視、單純性青光眼
胰膽		肝與腎兩穴之間	膽囊炎、膽石症、膽道蛔蟲症、偏頭痛、帶狀疱疹、中耳炎、耳鳴、聽力減退、急性胰腺炎
腎		對耳輪上、下腳分叉處下方	腰痛、耳鳴、神經衰弱、腎盂腎炎、哮喘、遺尿症、月經不調、遺精、早洩

針灸治法與處方歌訣

解剖名稱 耳穴名稱	會用名稱 合併穴名	定　位	主治病症 參　考
輸尿管		腎與膀胱兩穴之間	輸尿管結石絞痛
膀胱		腎與艇角穴之間	膀胱炎、遺尿症、尿瀦留、腰痛、坐骨神經痛、後頭痛
艇角	前列腺	耳甲艇前上角	前列腺炎、尿道炎
艇中	臍周、腹水點、醉點、前腹膜、後腹膜	耳甲艇前中央	腹痛、腹脹、膽道蛔蟲症、腮腺炎
耳垂(10穴)			
目₁	青光	耳垂正面，屏間切跡前下方	假性近視
目₂	散光	耳垂正面，屏間切跡後下方	假性近視
牙	拔牙麻醉點、牙痛點、升壓點	耳垂正面，從屏間切跡軟骨下緣至耳垂下緣劃三條等距水平線，再在第二水平線上引兩條垂直等分線，由前向後、由上向下地把耳垂分為1,2,3,4,5,6,7,8,9,九個區：一區為牙，二區為舌，三區為頜，四區為垂前，五區為眼，六區為內耳，五、六區交界線周圍為面頰，八區為扁桃體，七、九區為空白區	牙痛、牙周炎、低血壓
舌	上顎、下顎		舌炎、口腔炎
頜	上頜、下頜		牙痛、顳頜關節功能紊亂
垂前	拔牙麻醉點、神經衰弱點		神經衰弱、牙痛
眼			急性結膜炎、電光性眼炎、麥粒腫、假性近視
內耳			內耳眩暈症、耳鳴、聽力減退
面頰			周圍性面癱、三叉神經痛、痤瘡、扁平疣
扁桃體	扁桃體₄		扁桃體炎、咽炎

解剖名稱 耳穴名稱	曾用名稱 合併穴名	定　　位	主治病症 參　　考
耳背(9穴)			
上耳根 耳迷根	鬱中、脊髓	耳根最上緣 耳背與乳突交界的根部，耳輪腳對應處	鼻紐 膽囊炎、膽石症、膽道蛔蟲症 鼻塞、心動過速、腹痛、腹瀉
下耳根 耳背溝	降壓溝	耳根最下緣 對耳輪上，下腳及對耳輪主幹在耳背面呈「Y」字形凹溝部	低血壓 高血壓、皮膚瘙癢症
耳背心		耳背上部	心悸、失眠、多夢
耳背脾		耳輪腳消失處的耳背部	胃痛、消化不良、食慾不振
耳背肝		在耳背脾的耳輪側	膽囊炎、膽石症、脇痛
耳背肺		在耳背脾的耳根側	咳喘、皮膚瘙癢症
耳背腎		在耳背下部	頭暈、頭痛、神經衰弱

針灸治法與處方歌訣

　　耳穴刺激區定位及主治作用參見圖（25）、圖（26）、圖（27。

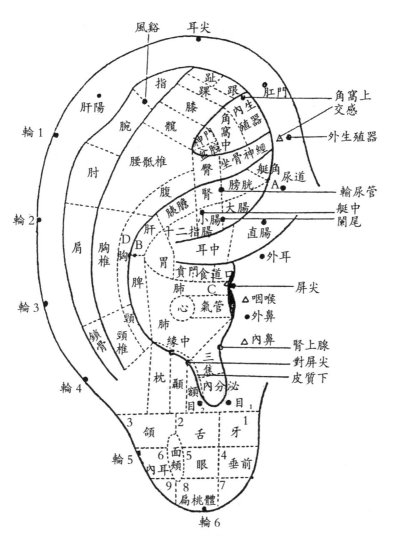

圖 25 標準耳穴定位示意圖（正面）

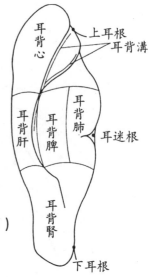

圖26　標準耳穴定位示意圖（背面）

針灸治法與處方歌訣

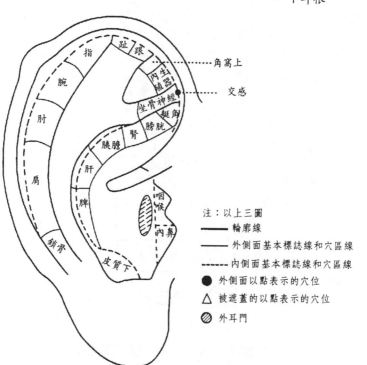

注：以上三圖
　　　——　輪廓線
　　　——　外側面基本標誌線和穴區線
　　　----　內側面基本標誌線和穴區線
　　●　外側面以點表示的穴位
　　△　被遮蓋的以點表示的穴位
　　◎　外耳門

圖27　標準耳穴定位示意圖（內側面）

二、關於耳甲腔、耳甲艇部各穴分區的說明

1. 設耳輪腳切跡至對耳輪下腳下緣與耳輪交界點的耳腔緣弧線上，中 1 / 3 交界處為 A 點。

2. 設耳輪腳消失處向對耳輪耳甲緣作一水平線，其中外 1 / 3 交界處為 B 點。

3. 設外耳道口後壁上 1 / 4 與下 3 / 4 交界處為 C 點。

4. 由耳輪腳消失處向後作一水平線，該線與對耳輪耳腔緣交界處為 D 點。

（1）從 A 點向 B 點作一條與對耳輪耳甲艇緣弧度相仿的曲線。

（2）從 B 點向 C 點作一條與耳輪腳下緣弧度大體相仿的曲線。

（3）BC 線前段與耳輪腳下緣間分成三等分。前 1 / 3 為口、中 1 / 3 為食道，後 1 / 3 為賁門。

（4）AB 線前段與耳輪腳（及部分耳輪）上緣間分成三等份。前 1 / 3 為大腸、中 1 / 3 為小腸、後 1 / 3 為十二指腸。

（5）耳輪腳消失處 AB 曲線的前方為胃。

（6）對耳輪下腳前、中 1 / 3 交界處與 A 點連線，該線前方的耳甲艇部為艇角。

（7）對耳輪下腳後 1 / 3 與 AB 線之間為腎區，腎與艇角之間為膀胱區。

（8）將腎區後緣與 BD 線之間分為上、下兩等份，上部為胰膽、下部為肝。

（9）BD 線與輪屏切跡的耳腔緣構成的區域為脾區。

（10）以耳甲腔中央為圓心，圓心與 BC 間的距離為直徑所作之圓為心區。

5.將外耳道口的最下點與對耳屏和耳甲腔交線的中點相連，再將該連線與屏間切跡間的區域大致分為上、下兩等份，下1/2為內分泌，上1/2為三焦。

三、耳穴功能與取穴表

耳穴功能		取　　穴
十止	止痛	相應部位、神門、腹部、內臟疼痛疾患加交感，軟組織損傷加肝、脾、牙齒、骨骼疾患加腎
	止暈	枕、暈點、肝、耳尖放血、外耳，腦動脈硬化引起的頭暈加皮質下、心，植物神經功能紊亂引起的頭暈加交感、皮質下，美尼爾氏綜合徵引起的頭暈加內耳、脾，暈車、暈船、暈機加賁門、內耳，貧血引起的頭暈加膈、脾
	止驚	腦幹、枕、神門、肝、皮質下、枕小神經點、耳尖放血
	止咳	相應部位、平喘、口、腦幹、神門、枕、脾
	止喘	支氣管、肺、平喘、交感、腎上腺、神門、枕，支氣管哮喘加風谿、內分泌，喘息性支氣管炎加耳尖放血、內分泌，虛喘加腎，肺心病喘加心、腎、皮質下
	止癢	相應部位點刺放血、耳尖放血、肺、脾、心、神門、枕、風谿、膈
	止鳴	內耳、外耳、耳鳴溝、三焦、膽、腎、顳
	止吐	賁門、胃、枕、皮質下、神門
	止酸	交感、胃、肝
	止帶	相應部位、腎、脾、三焦、肝、內分泌
六對	鎮靜興奮	耳尖放血、神門、枕、皮質下、腦幹、心額、內分泌、興奮點、丘腦、緣中、腎上腺
	降壓升壓	降壓點、神門、肝、腎、心、耳尖放血、額、枕、皮質下升壓點、腎上腺、緣中、心、肝、腎、皮質下
	降率強心	降率穴、皮質下、心、神門、枕交感、腎上腺、緣中、皮質下、心
	止血活血	腎上腺、緣中、膈、脾、相應部位交感、心、肝、肺、熱穴、心血管系統皮質下、相應部位

耳穴功能		取　　穴
六對	利尿止遺	腎、脾、肺、三焦、內分泌、腹水點、相應部位 膀胱、耳中、緣中、尿道，夜尿症加額、興奮點，脊髓外傷病變或骨性病變引起遺尿加相應部位、腰骶椎，神經性膀胱、尿頻加神經系統皮質下、枕
	通便止瀉	大腸、脾、三焦、腹、肺、皮質下、便秘點、艇中 直腸、大腸、脾、耳尖放血、神門、枕、內分泌、過敏性結腸炎加風谿、皮質下慢性痢疾加腎上腺、耳尖　放血
利五官	利咽	咽喉、口、氣管、肺、內分泌，急性咽喉炎加神門、耳尖放血、扁桃體炎加神門、耳尖放血、扁桃體，聲音嘶啞加脾、聲帶，梅核氣加肝、皮質下、食道
	明目	耳尖放血、腎、肝、眼、目$_2$近視眼加脾、交感，急性結膜炎加肺，內外眥瞼緣炎加心、脾，麥粒腫、霰粒腫加脾
	助聽	內耳、外耳、腎、三焦、膽、顳
	鼻通	內鼻、肺、外耳、感冒鼻塞流涕加耳尖放血、腎上腺、風谿，過敏性鼻炎加風谿、內分泌、腎上腺、耳尖放血，肥大性鼻炎加腎上腺、膈，萎縮性鼻炎加內分泌、脾
	美容	面頰及相應部位、肺、脾、肝、內分泌，炎症性疾病加腎上腺、大腸、耳尖放血，色素性疾病加緣中、腎上腺，神經功能失調疾病加皮質下、枕、神門，脂代謝性疾病加胰、腎、小腸
一退	退熱	耳尖、屏尖、腎上腺三點放血、交感、丘腦、肺、枕、內分泌、相應部位
催理降解利眠收	催乳	乳腺、緣中、內分泌、丘腦、肝
	理氣消脹	腹、腹脹區、肝、脾、胃、三焦、肺、皮質下、大腸
	降糖	胰腺點、胰、內分泌、緣中、丘腦、皮質下、口、渴點、三焦
	解痙	相應部位、交感、皮質下、神門
	利膽	膽、膽道、肩背、三焦、十二指腸、小腸、皮質下、內分泌
	安眠	神門、腎、心、皮質下、枕、神經衰弱區、垂前、耳尖放血 肝鬱氣滯型加肝 心虛膽怯型加膽 心脾兩虛型加脾 胃失和降型加胃
	收斂汗液	心、交感、皮質下、丘腦、相應部位

附錄五　耳穴刺激區定位及主治作用

耳穴功能		取　　穴
三枕	抗過敏	耳尖放血、風谿、內分泌、腎上腺、肝、相應部位
	抗感染	耳尖放血、輪$_1$~輪$_6$放血、腎上腺、內分泌、神門、相應部位
	抗風濕	耳尖放血、腎上腺、內分泌、腎、肝、脾、三焦、相應部位
調整三	調節植物神經功能	交感、丘腦、皮質下、心、腎、神門、枕
	調節內分泌	內分泌、緣中、丘腦、腎、肝、相應部位
	調經	內分泌、緣中、丘腦、卵巢、腎、肝、內生殖器，月經過少閉經加興奮、心血管皮質下、交感，月經過多、功能性子宮出血加膈、腎上腺、脾，痛經加腹、艇中、神門
兩補	補腎	腎、肝、心、內分泌、緣中、丘腦、腎上腺
	補血	脾、胃、腎、三焦、血液點、心、肝、腎上腺
三健	健腦	心、腎、腦、丘腦、皮質下、額
	健肝血	肝、腎、三焦、脾、內分泌、皮質下、相應部位
	健脾助運	脾、胃、小腸、胰、內分泌、皮質下、口

注：參見黃麗春主編《耳穴診斷治療學》。

針灸治法與處方歌訣

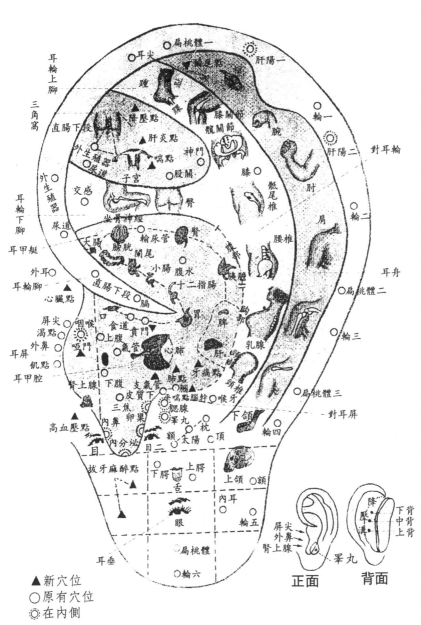

圖28　耳針穴位示意圖

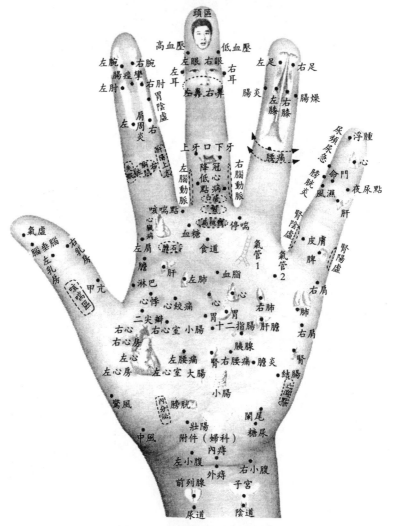

針灸治法與處方歌訣

圖29　左手掌部反射區

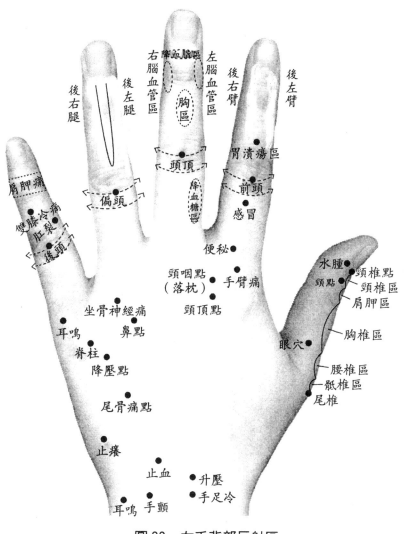

圖30　左手背部反射區

※王雪苔主編《中華針灸圖鑑》第418頁羅氏手針圖

附錄七
足部刺激區示意圖

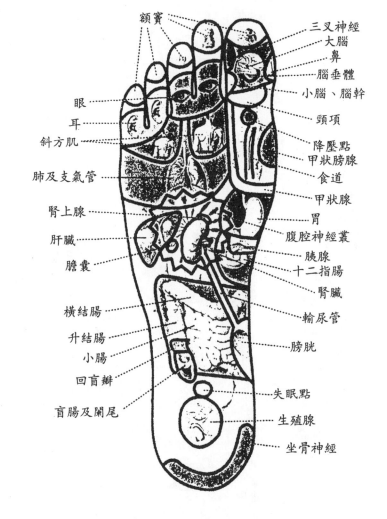

針灸治法與處方歌訣

額竇　　　　　　三叉神經
　　　　　　　　大腦
　　　　　　　　鼻
　　　　　　　　腦垂體
　　　　　　　　小腦、腦幹
眼　　　　　　　頸項
耳　　　　　　　降壓點
斜方肌　　　　　甲狀膀腺
　　　　　　　　食道
肺及支氣管　　　甲狀腺
　　　　　　　　胃
腎上腺　　　　　腹腔神經叢
肝臟　　　　　　胰腺
膽囊　　　　　　十二指腸
　　　　　　　　腎臟
橫結腸　　　　　輸尿管
升結腸
小腸　　　　　　膀胱
回盲瓣
盲腸及闌尾　　　失眠點
　　　　　　　　生殖腺
　　　　　　　　坐骨神經

圖31　右足底部反射區

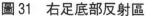

※王敬著《足部反射區刮痧按摩健康法》

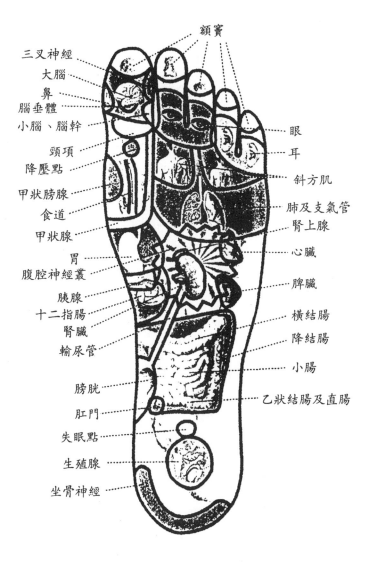

三叉神經
大腦
鼻
腦垂體
小腦、腦幹
頸項
降壓點
甲狀膀腺
食道
甲狀腺
胃
腹腔神經叢
胰腺
十二指腸
腎臟
輸尿管
膀胱
肛門
失眠點
生殖腺
坐骨神經

額竇

眼
耳
斜方肌
肺及支氣管
腎上腺
心臟
脾臟
橫結腸
降結腸
小腸
乙狀結腸及直腸

247

附錄七　足部刺激區示意圖

圖32　左足底部反射區

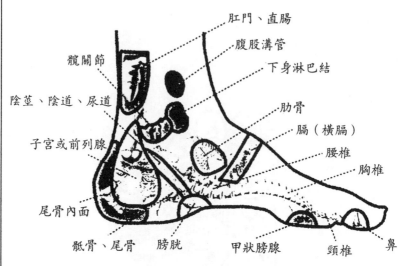

肛門、直腸
腹股溝管
下身淋巴結
肋骨
膈（橫膈）
腰椎
胸椎
鼻
頸椎
甲狀膀腺
膀胱
骶骨、尾骨
尾骨內面
子宮或前列腺
陰莖、陰道、尿道
髖關節

圖33　足內側反射區

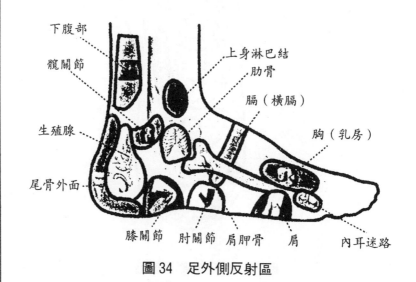

下腹部
髖關節
上身淋巴結
肋骨
膈（橫膈）
胸（乳房）
生殖腺
尾骨外面
膝關節　肘關節　肩胛骨　肩　內耳迷路

圖34　足外側反射區

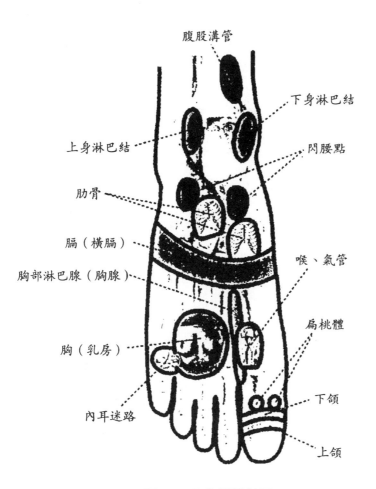

腹股溝管

下身淋巴結

上身淋巴結

閃腰點

肋骨

膈（橫膈）

喉、氣管

胸部淋巴腺（胸腺）

扁桃體

胸（乳房）

下頜

內耳迷路

上頜

圖35　足背部反射區

大展出版社有限公司
品冠文化出版社

圖書目錄

地址：台北市北投區(石牌)　　　　電話：(02) 28236031
　　　致遠一路二段 12 巷 1 號　　　　　　28236033
郵撥：01669551＜大展＞　　　　　　　　28233123
　　　19346241＜品冠＞　　　　傳真：(02) 28272069

| 10. 更年期 | 野末悅子著 | 200 元 |

・傳統民俗療法・ 品冠編號 63

1. 神奇刀療法	潘文雄著	200 元
2. 神奇拍打療法	安在峰著	200 元
3. 神奇拔罐療法	安在峰著	200 元
4. 神奇艾灸療法	安在峰著	200 元
5. 神奇貼敷療法	安在峰著	200 元
6. 神奇薰洗療法	安在峰著	200 元
7. 神奇耳穴療法	安在峰著	200 元
8. 神奇指針療法	安在峰著	200 元
9. 神奇藥酒療法	安在峰著	200 元
10. 神奇藥茶療法	安在峰著	200 元
11. 神奇推拿療法	張貴荷著	200 元
12. 神奇止痛療法	漆 浩 著	200 元
13. 神奇天然藥食物療法	李琳編著	200 元
14. 神奇新穴療法	吳德華編著	200 元
15. 神奇小針刀療法	韋丹主編	200 元
16. 神奇刮痧療法	童佼寅主編	200 元
17. 神奇氣功療法	陳坤編著	200 元

・常見病藥膳調養叢書・ 品冠編號 631

1. 脂肪肝四季飲食	蕭守貴著	200 元
2. 高血壓四季飲食	秦玖剛著	200 元
3. 慢性腎炎四季飲食	魏從強著	200 元
4. 高脂血症四季飲食	薛輝著	200 元
5. 慢性胃炎四季飲食	馬秉祥著	200 元
6. 糖尿病四季飲食	王耀獻著	200 元
7. 癌症四季飲食	李忠著	200 元
8. 痛風四季飲食	魯焰主編	200 元
9. 肝炎四季飲食	王虹等著	200 元
10. 肥胖症四季飲食	李偉等著	200 元
11. 膽囊炎、膽石症四季飲食	謝春娥著	200 元

・彩色圖解保健・ 品冠編號 64

1. 瘦身	主婦之友社	300 元
2. 腰痛	主婦之友社	300 元
3. 肩膀痠痛	主婦之友社	300 元
4. 腰、膝、腳的疼痛	主婦之友社	300 元
5. 壓力、精神疲勞	主婦之友社	300 元
6. 眼睛疲勞、視力減退	主婦之友社	300 元

·休閒保健叢書· 品冠編號 641

1.	瘦身保健按摩術	聞慶漢主編	200 元
2.	顏面美容保健按摩術	聞慶漢主編	200 元
3.	足部保健按摩術	聞慶漢主編	200 元
4.	養生保健按摩術	聞慶漢主編	280 元
5.	頭部穴道保健術	柯富陽主編	180 元
6.	健身醫療運動處方	鄭寶田主編	230 元
7.	實用美容美體點穴術＋VCD	李芬莉主編	350 元

·心 想 事 成· 品冠編號 65

1.	魔法愛情點心	結城莫拉著	120 元
2.	可愛手工飾品	結城莫拉著	120 元
3.	可愛打扮 & 髮型	結城莫拉著	120 元
4.	撲克牌算命	結城莫拉著	120 元

·健康新視野· 品冠編號 651

1.	怎樣讓孩子遠離意外傷害	高溥超等主編	230 元
2.	使孩子聰明的鹼性食品	高溥超等主編	230 元
3.	食物中的降糖藥	高溥超等主編	230 元

·少 年 偵 探· 品冠編號 66

1.	怪盜二十面相	（精）	江戶川亂步著	特價	189 元
2.	少年偵探團	（精）	江戶川亂步著	特價	189 元
3.	妖怪博士	（精）	江戶川亂步著	特價	189 元
4.	大金塊	（精）	江戶川亂步著	特價	230 元
5.	青銅魔人	（精）	江戶川亂步著	特價	230 元
6.	地底魔術王	（精）	江戶川亂步著	特價	230 元
7.	透明怪人	（精）	江戶川亂步著	特價	230 元
8.	怪人四十面相	（精）	江戶川亂步著	特價	230 元
9.	宇宙怪人	（精）	江戶川亂步著	特價	230 元
10.	恐怖的鐵塔王國	（精）	江戶川亂步著	特價	230 元
11.	灰色巨人	（精）	江戶川亂步著	特價	230 元
12.	海底魔術師	（精）	江戶川亂步著	特價	230 元
13.	黃金豹	（精）	江戶川亂步著	特價	230 元
14.	魔法博士	（精）	江戶川亂步著	特價	230 元
15.	馬戲怪人	（精）	江戶川亂步著	特價	230 元
16.	魔人銅鑼	（精）	江戶川亂步著	特價	230 元
17.	魔法人偶	（精）	江戶川亂步著	特價	230 元
18.	奇面城的秘密	（精）	江戶川亂步著	特價	230 元
19.	夜光人	（精）	江戶川亂步著	特價	230 元

20. 塔上的魔術師　　　（精）　江戶川亂步著　特價 230 元
21. 鐵人Q　　　　　　（精）　江戶川亂步著　特價 230 元
22. 假面恐怖王　　　　（精）　江戶川亂步著　特價 230 元
23. 電人M　　　　　　（精）　江戶川亂步著　特價 230 元
24. 二十面相的詛咒　　（精）　江戶川亂步著　特價 230 元
25. 飛天二十面相　　　（精）　江戶川亂步著　特價 230 元
26. 黃金怪獸　　　　　（精）　江戶川亂步著　特價 230 元

·武 術 特 輯· 大展編號 10

1. 陳式太極拳入門　　　　　　　　　　馮志強編著　180 元
2. 武式太極拳　　　　　　　　　　　　郝少如編著　200 元
3. 中國跆拳道實戰 100 例　　　　　　　岳維傳著　220 元
4. 教門長拳　　　　　　　　　　　　　蕭京凌編著　150 元
5. 跆拳道　　　　　　　　　　　　　　蕭京凌編譯　180 元
6. 正傳合氣道　　　　　　　　　　　　程曉鈴譯　200 元
7. 實用雙節棍　　　　　　　　　　　　吳志勇編著　200 元
8. 格鬥空手道　　　　　　　　　　　　鄭旭旭編著　200 元
9. 實用跆拳道　　　　　　　　　　　　陳國榮編著　200 元
10. 武術初學指南　　　　　李文英、解守德編著　250 元
11. 泰國拳　　　　　　　　　　　　　　陳國榮著　180 元
12. 中國式摔跤　　　　　　　　　　　　黃　斌編著　180 元
13. 太極劍入門　　　　　　　　　　　　李德印編著　180 元
14. 太極拳運動　　　　　　　　　　　　運動司編　250 元
15. 太極拳譜　　　　　　　　　清·王宗岳等著　280 元
16. 散手初學　　　　　　　　　　　　　冷　峰編著　200 元
17. 南拳　　　　　　　　　　　　　　　朱瑞琪編著　180 元
18. 吳式太極劍　　　　　　　　　　　　王培生著　200 元
19. 太極拳健身與技擊　　　　　　　　　王培生著　250 元
20. 秘傳武當八卦掌　　　　　　　　　　狄兆龍著　250 元
21. 太極拳論譚　　　　　　　　　　　　沈　壽著　250 元
22. 陳式太極拳技擊法　　　　　　　　　馬　虹著　250 元
23. 三十四式太極劍　　　　　　　　　　闞桂香著　180 元
24. 楊式秘傳 129 式太極長拳　　　　　　張楚全著　280 元
25. 楊式太極拳架詳解　　　　　　　　　林炳堯著　280 元
26. 華佗五禽劍　　　　　　　　　　　　劉時榮著　180 元
27. 太極拳基礎講座：基本功與簡化 24 式　李德印著　250 元
28. 武式太極拳精華　　　　　　　　　　薛乃印著　200 元
29. 陳式太極拳拳理闡微　　　　　　　　馬　虹著　350 元
30. 陳式太極拳體用全書　　　　　　　　馬　虹著　400 元
31. 張三豐太極拳　　　　　　　　　　　陳占奎著　200 元
32. 中國太極推手　　　　　　　　　　　張　山主編　300 元
33. 48 式太極拳入門　　　　　　　　　　門惠豐編著　220 元
34. 太極拳奇人奇功　　　　　　　　　　嚴翰秀編著　250 元

國家圖書館出版品預行編目資料

針灸治法與處方歌訣／文碧玲　鄂建設　主編
——初版，——臺北市，大展，2009〔民 98 . 02〕
面；21 公分 ——（中醫保健站；19）
ISBN　978 – 957 – 468 – 665 – 0（平裝）

1. 針灸　2. 中藥方劑學
413 . 91　　　　　　　　　　　　　97023433

針灸治法與處方歌訣　ISBN 978 – 957 – 468 – 665 – 0

主　　編／文碧玲　鄂建設

責任編輯／周景雲

發 行 人／蔡森明

出 版 者／大展出版社有限公司

社　　址／台北市北投區（石牌）致遠一路 2 段 12 巷 1 號

電　　話／（02）28236031・28236033・28233123

傳　　眞／（02）28272069

郵政劃撥／01669551

網　　址／www.dah-jaan.com.tw

E - mail／service@dah-jaan.com.tw

登 記 證／局版臺業字第 2171 號

承 印 者／傳興印刷有限公司

裝　　訂／建鑫裝訂有限公司

排 版 者／弘益電腦排版有限公司

授 權 者／湖北科學技術出版社

初版 1 刷／2009 年（民 98 年）2 月

定　　價／230 元

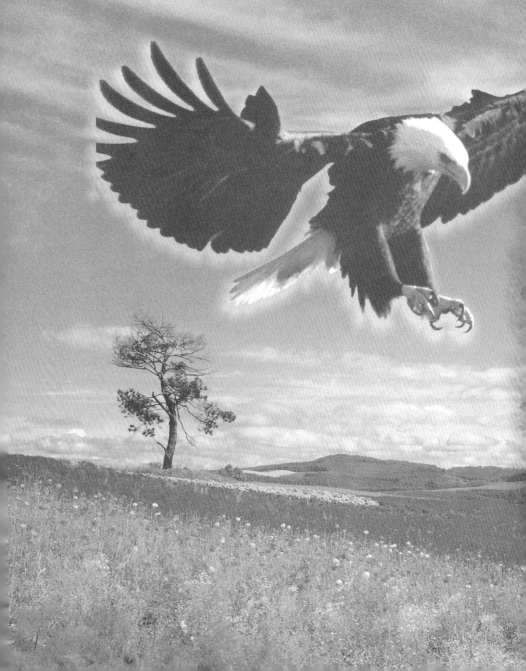

大展好書　好書大展
品嘗好書　冠群可期

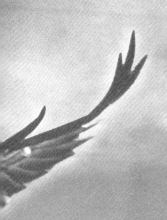

大展好書　好書大展

品嘗好書·　冠群可期